La Dieta Cetogénica para Principiantes

Como Empezar con la Dieta Cetogénica

Recetas Cetogénicas Fáciles y Deliciosas y un Plan Alimenticio Cetogénico de 8 Semanas

Wing Horse Media Circles

Will Ramos

For The Horses

Tabla de Contenidos

Capítulo 1:
Empezando Tu Viaje Cetogénico

La dieta cetogénica, o la dieta ceto para abreviar, es poderosa. Es un cambio de vida en todos los sentidos de la palabra. Si bien la pérdida de peso es probablemente una de las razones por las que escogiste este libro, es solo uno de los efectos secundarios maravillosos e inesperados de comer de una manera que beneficia todo tu bienestar físico.

¿Qué más se puede esperar al comer la dieta ceto?

Recuperarás tu salud. Vamos a entrar en esto con mucho más a detalle a lo largo de los siguientes capítulos, pero basta con decirlo, la forma en la que estás comiendo hoy, y la forma en la que se te ha enseñado a comer en gran medida en esta cultura estadounidense, no es saludable. Probablemente ya tengas esta creencia, ya que estás rodeado de restaurantes de comida rápida, restaurantes de comida frita, tiendas de conveniencia que venden cualquier artículo que no es saludable, e incluso tu propia tienda de comestibles es la culpable, llena de productos alimenticios deficientes en nutrientes.

¡Qué asco!

Pero después de empezar la dieta cetogénica y después de un mes (es correcto, solo cuatro semanas) verás una notable diferencia en su salud. Te recuperarás y te sentirás mejor en general: tener más energía, dormir mejor, despertarse fresco y perder peso también.

Que Encontrarás Aquí

Dentro de este libro de Dieta Cetogénica, encontrarás todo esto y más:

- Información dietética respaldada por ciencia real, no afirmaciones falsas vendidas por gurús de la dieta para "hacerte rico rápidamente"

- Un desglose de por qué tu cuerpo funciona mejor en cetosis

- La fórmula exacta para el éxito de la dieta ceto que seguirás

- Aprendes todo sobre los ingredientes que comprarás para surtir tu cocina

- No solo un plan de comidas de 4 semanas, sino dos: un plan básico y un plan de comidas de 30 minutos

- Un plan completo y detallado paso a paso para que tu cuerpo tenga cetosis

- Ayuda y soluciones para mitigar los posibles efectos secundarios (¡ninguno de los cuales es dañino!)

- Docenas de consejos y trucos útiles para integrar completamente la dieta ceto, no en la vida de tu vecino, ¡sino en la tuya!

¡Piensa en este libro como el práctico manual todo en uno de la Dieta Cetogénica que has estado buscando! No te daremos consejos vagos, tres recetas, y te enviaremos al confuso panorama de alimentos para que te las arreglen. ¡Para nada! Este libro está aquí para guiarte, ayudarte y alentarte en cada paso del camino. Hay grandes cambios en la dieta para ti, así que ¡ven con nosotros y disfruta del viaje!

Intentar Dieta Tras Dieta

La dieta tiovivia es confusa, vertiginosa y no te lleva a ningún lado. Solo andas en círculos. Incluso si progresas un poco durante algunas semanas o meses, no es suficiente y no te motiva.

Eso no significa que estés destinado a fallar en las dietas o que nunca podrás tener éxito en una.

¡Sólo significa que la dieta es defectuosa!

Es difícil probar otra dieta, porque detrás de tu pasado hay un montón de errores de dietas que no han funcionado. Las dietas son decepcionantes. Ve las fotos de personas en revistas, en la televisión y en línea, antes y después, y quieres que sea tu.

Una dieta es solo un plan de comidas. En este momento, ya estás haciendo una dieta. Pero no está funcionando. No te está brindando los resultados que deseas, no te está brindando el cuerpo que deseas y no te está acercando más al futuro que deseas.

Entonces, probemos una nueva dieta, una que funcione. Te acercará a los resultados que deseas.

Una Dieta Basada en Tu Tipo de Cuero

¿Qué es esta nueva dieta? Se llama Dieta Cetogénica, o Dieta Ceto para abreviar. Se llama dieta cetogénica porque cambiaremos los procesos metabólicos naturales de tu cuerpo de usar combustible no útil a usar combustible útil (¡y también combustible almacenado!)

Tu cuerpo es asombroso y necesita una gran cantidad de combustible todos los días para mantenerse mentalmente alerta, mantener sus sistemas corporales funcionando correctamente, para moverte físicamente y hacer todas las cosas que necesitas hacer durante toda tu vida. Todo lo que comes se convierte en este combustible.

Pero algunos combustibles son mejores que otros. Un poco de combustible (carbohidratos, azúcares) te dará un rápido estallido de energía, y luego el resto se almacenará. Otro combustible (grasas buenas, proteínas) no solo te dará mejor energía, más sostenida y duradera, sino que también iniciará un proceso metabólico completamente nuevo en tus células que quema el combustible almacenado. Muy bien, ¿eh?

No estamos desvaneciendo carbohidratos y azúcares aquí, sino que simplemente no son suficientes para el complejo y maravilloso cuerpo físico que tienes. Son en gran medida insuficientes como fuentes de combustible. Sería como tratar de encender una fogata con ramitas. Claro, tienes un poco de calor y luz. Pero ¿no querrías un combustible más sustancial, como troncos gruesos? Básicamente, esa es la razón por la que la Dieta Cetogénica cambia tu fuente de combustible de carbohidratos y azúcares a grasas y proteínas. ¡No puedes hacer funcionar tu cuerpo con ramitas!

La dieta cetogénica está diseñada para poner tu cuerpo en un estado metabólico llamado cetosis. La cetosis no es una función corporal singular, sino una serie de procesos que activan ciertas células para dejar de hacer las cosas que eran antes y comienzan a hacer cosas nuevas. Cuando tu cuerpo entra en cetosis, es como hacer un cambio para posicionarte a un nivel superior. Una nueva administración viene para cambiar las políticas.

Tu cuerpo va a utilizar diferentes fuentes de energía.

Tu Proceso Metabólico

Entonces, la cetosis es un estado metabólico. Pero ¿qué significa eso exactamente?

Cuando hablamos de tu metabolismo, en realidad estamos hablando de cómo tu cuerpo consume energía de los alimentos que consume, los procesa y los almacena o los utiliza como combustible. Tu metabolismo tiene en cuenta todo este ciclo de vida de la energía. Cuando decimos: "Oh, ella tiene un metabolismo rápido", queremos decir que todo el proceso de asimilar alimentos y usarlos para obtener energía está funcionando a su máximo potencial.

Puedes ver el proceso listado aquí:

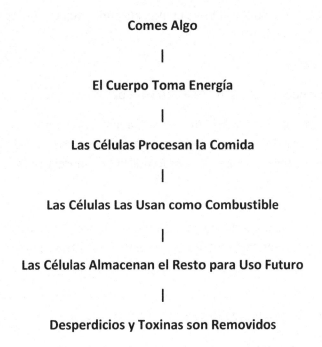

Comes Algo

|

El Cuerpo Toma Energía

|

Las Células Procesan la Comida

|

Las Células Las Usan como Combustible

|

Las Células Almacenan el Resto para Uso Futuro

|

Desperdicios y Toxinas son Removidos

Este ciclo está operando continuamente todos los días de tu vida. Cada vez que comes algo, los nutrientes de esos alimentos entran en el ciclo metabólico y pasan por todo el proceso. Tu cuerpo es como una fábrica metabólica, procesando continuamente los envíos entrantes. Esos "envíos" son los diferentes componentes químicos de los alimentos que consumes: grasas, proteínas, carbohidratos, azúcares, almidones, fibra, vitaminas y minerales.

Una Solución de Almacenamiento que Funciona en Tu Contra

Muchas soluciones de almacenamiento son muy útiles. Pero, desafortunadamente, la capacidad natural del cuerpo para almacenar energía extra está trabajando en contra tuya en la lucha para perder peso.

¡Si nuestros cuerpos no tuvieran una función de almacenamiento incorporada, ninguno de nosotros tendría que perder peso! En primer lugar, no se almacenaría en nuestras celdas. Pero, este era un mecanismo de supervivencia de hace miles de años, cuando obtener alimentos durante todo el año era mucho más difícil de lo que es hoy. Tu cuerpo desarrolló "espacios de almacenamiento" para que las células depositen esa energía no utilizada para usarla en el futuro. Sin salir, el Homo sapiens seguramente se habría extinguido durante los inviernos largos y fríos de Europa. Absolutamente necesitamos esa energía almacenada.

El problema hoy es, por supuesto, que nuestros estilos de vida se han vuelto tan convenientes, que cada tipo de comida es tan abundante, y no tenemos suficiente ejercicio natural integrado en ese estilo de vida. Ya no tenemos un período de invierno de hambre en nuestras vidas. Seguimos comiendo lo que queremos todos los días. Pero, el proceso metabólico de nuestro cuerpo no ha cambiado. No sabe que es el siglo XXI. Tu cuerpo aún piensa que es hace 30,000 años y sigue almacenando y almacenando. Ese almacenamiento se hace más y más grande, lo que resulta en un aumento de peso.

Por eso es tan fácil ganar peso en el siglo XXI. Tienes un mecanismo antiguo de supervivencia contra el que luchar.

¿Cómo cambiamos este proceso?

Hay una forma, y esa es cambiando tu estado metabólico para pasar a la cetosis.

La cetosis utiliza esa energía almacenada además de la energía que estás comiendo ese día. Está quemando la grasa que tu cuerpo almacenó hace dos semanas, hace dos meses o incluso hace dos años. La cetosis cambia el ciclo del metabolismo y cambia la forma en que tu cuerpo utiliza esa energía almacenada.

¿Qué es la Energía Almacenada?

La energía almacenada en tus células no proviene de cada alimento que comes. Solo proviene de alimentos que contienen glucosa, que se encuentra principalmente en los carbohidratos. La glucosa es una pequeña molécula de azúcar.

Así es: los carbohidratos que se convierten en glucosa, que se convierten en energía extra almacenada, no se queman por las funciones diarias normales de tu cuerpo y te hacen aumentar de peso.

El Ciclo Vital de los Carbohidratos

Veamos el ciclo de vida metabólico de un carbohidrato en tu cuerpo.

Paso 1:

Estás en una fiesta de cumpleaños y decides comer una rebanada de pastel. ¡Hey, es super delicioso! La torta está hecha con harina blanca y azúcar, los cuales son carbohidratos. También tiene huevos.

Paso 2:

Tan pronto la torta entra en tu estómago, esos nutrientes se descomponen. La proteína y la grasa en los huevos se utilizan como energía. Los carbohidratos de la harina y el azúcar se convierten en glucosa.

Paso 3:

Necesitas más energía para divertirte en la fiesta, por lo que una pequeña cantidad de glucosa se usa como energía ese día. Pero no toda es necesaria. Además, tu cuerpo está diseñado específicamente para almacenar glucosa extra. Es posible que necesites esa energía más tarde.

Paso 4:

La glucosa adicional se deposita en tus células para su almacenamiento, lo que hace que aumentes de peso al comer el pastel.

Paso 5:

El peso que estás intentando perder sigue ahí. Tu cuerpo no lo usó como energía en la fiesta. Además, ahora ha agregado peso al comer más carbohidratos. También existe una gran posibilidad de que no pase por un "período de inanición" en un futuro cercano. Regresará al paso 1, consumiendo más carbohidratos y solo usará la glucosa como energía ese día, sin tocar la grasa almacenada que desea perder.

Sí, es frustrante estar atrapado en este tipo de ciclo metabólico de carbohidratos. Sucede todos los días cuando comes pan, pasta, productos de harina blanca, arroz y otros granos integrales. Estos carbohidratos no tienen a dónde ir sino a las áreas de almacenamiento. No son utilizados por sus células. Además, tu cuerpo tampoco está utilizando el almacenamiento de energía existente. Solo está acumulando más y más moléculas de glucosa en sus células. El número en la escala aumenta, y ni siquiera una rutina de ejercicio semanal te ayuda a volver a bajarlas.

Por eso necesita cambiar tu cuerpo de un estado metabólico de carbohidratos a un estado metabólico de cetosis.

Entonces ¿Qué Exactamente es la Cetosis?

Cuando tu cuerpo está en cetosis, tu hígado es el órgano que más ayuda. Comienza a producir cetonas que funcionan en conjunto con las células de almacenamiento de energía para sacar esa energía de las células y utilizarla.

Las cetonas son un subproducto que se crea cuando tu cuerpo descompone las "grasas buenas" para obtener energía, mientras que al mismo tiempo tu ingesta de carbohidratos (ingesta de glucosa) es baja. Hablaremos más sobre las "grasas buenas" para comer más adelante en este capítulo.

Cuando dejas de comer alimentos pesados con carbohidratos, reduces drásticamente la cantidad de glucosa que ingresa en tu sistema. Tu cuerpo está naturalmente conectado para usar la glucosa como combustible, ¿verdad? Entonces, cuando no entra mucho, tu cuerpo tiene que buscar combustible en otra parte.

En este caso, es grasa: la energía almacenada en tus células.

Entonces, tu cuerpo va a esas células de almacenamiento de grasa y comienza a usarlas para obtener energía. Este proceso se llama beta-oxidación porque utiliza átomos de oxígeno. Una vez finalizada la beta-oxidación, lo que se obtiene es una cetona. Esa cetona se utiliza como combustible para su energía diaria. Todo este nuevo ciclo metabólico se llama cetosis.

Echemos un vistazo a todos los pasos en este proceso:

Comes Grasas Buenas

|

La Grasa Entra a Tu Estomago

|

El Hígado Descompone la Grasa en Energía (Beta-Oxidación)

|

El Hígado Produce Cetones

|

Los Cetones son Usados como Combustible

|

El Hígado También Usa Grasa Almacenada para Hacer Cetones

|

Los Cetones son Usados como Combustible

La Dieta Cetogénica reduce carbohidratos a una cantidad tan pequeña en tu dieta y eleva tu ingesta de "grasa buena" a un porcentaje tan alto de tu dieta, que lanza tu cuerpo a la cetosis.

La cetosis es el estado metabólico que te ayuda a quemar energía almacenada y obtener todos esos maravillosos beneficios.

Mi Historia Cetogénica

Hay tantos carbohidratos ocultos (incluidos todos los tipos de azúcares) que se esconden en los alimentos que consumes, que incluso alguien que parece saludable en el exterior puede sufrir problemas de salud inesperados y graves en su interior.

Eso es exactamente lo que me pasó. ¡Era un atleta masculino sano mi adolescencia! Estaba practicando deportes, saliendo mucho al aire libre, no llevaba ningún peso extra y mi IMC era totalmente normal. Si me vieras, no tendrías idea de que yo era secretamente poco saludable. Seguro que no lo sabrías.

Entonces, imagina mi sorpresa total cuando de repente me diagnosticaron diabetes.

Esperar ¿Qué?

Sí, independientemente de los estereotipos que tengas sobre la persona con diabetes promedio, seguramente no era yo. Pero de repente, si era. Ahora tenía una enfermedad que cambió radicalmente mi relación con los alimentos. Siempre me ejercité con frecuencia, simplemente no pensé que era necesario o importante preocuparme por lo que había en el plato. Acabo de quemar todas esas calorías, de todos modos.

Pero la diabetes no tiene nada que ver con las calorías, estar delgado, hacer ejercicio o practicar deportes. Eso fue revelador. Me echaron a un bucle y luché con mi vida hasta mi edad adulta temprana, probando todo lo que podía pensar para disminuir mis síntomas y controlar mi diabetes. Me tomó más tiempo de lo que quiero admitir (¡especialmente a ti!) Finalmente darme cuenta de que existía este vínculo increíble entre la dieta y la salud. Oye, yo era un adolescente, ¿vale?

Sin embargo, una vez que reconocí este enlace, mi perspectiva general cambió de inmediato. Comencé con la Dieta Atkins, que era popular en ese momento, y poco después comencé a explorar la Dieta Ceto. Esto fue alrededor de la década de 2000. La Dieta Cetogénica me sonó extraña y extrema, con su contenido de grasa ridículamente alto y contenido de carbohidratos ridículamente bajo, pero bueno, ya estaba experimentando, ¿por qué no?

Bueno, no hace falta decir que el experimento de la dieta Ceto se convirtió en una obsesión total tan pronto como mi azúcar en la sangre comenzó a parecer más saludable. Cuanto más hacía esta dieta, mejor eran mis números. En cada visita al doctor estaba mejorando. Leí todo lo que pude obtener, incluso todo sobre nutrición, ciencia, aplicación práctica, recetas y planes de comidas. ¡Absorbí este conocimiento incluso mejor que una esponja, porque mi propia salud estaba en juego!

Mis experimentos y mis conocimientos sobre el campo personal dieron sus frutos. Puede que no me creas, pero es la verdad:

La diabetes se ha ido. Un recuerdo lejano en este punto.

Y, he estado en la dieta cetogénica durante catorce años.

Cambié el proceso metabólico en mi propio cuerpo, estoy en cetosis el 100% del tiempo y nunca he estado más saludable. Por dentro y por fuera esta vez.

Tu Historia Futura

Dentro de diez años, vas a contar una historia sobre tu salud a alguien. "Hace diez años, nunca había estado en la dieta cetogénica, pero estaba luchando con mi peso y mi salud. Tan pronto como empecé, me sentí mejor y nunca miré hacia atrás ".

Hagamos de eso tu verdadera historia. Comamos para tu cuerpo real y lo que necesita cada día de tu vida. Vamos hacia el ceto - ¡y nunca miremos atrás!

Capítulo 2:
Porque Quieres Meterte en el Estilo de Vida Ceto

Además de la pérdida de peso, hay muchos otros beneficios de estar en un estado metabólico de cetosis. Se pueden agrupar básicamente en dos categorías:

- Salud

- Estilo de vida

Vamos a entrar en cada uno de estos en detalle, para que puedas obtener una comprensión completa de cómo esta dieta puede ayudarte.

7 Beneficios del Ceto a Tu Salud

1. Ceto para la Diabetes

Tu azúcar en la sangre es insulina, que también proviene de los carbohidratos. Cuando comes demasiados carbohidratos, también aumentas la cantidad de insulina en el torrente sanguíneo. Esto crea un pico de energía, que podría considerarse como un "alto contenido de azúcar". Pero después de cada alta se produce un choque. Luego, buscas más carbohidratos y azúcares para volver al alza. Este ciclo de picos, picos y picos es malo para tu salud. Permanecer en la cetosis estabiliza el azúcar en la sangre.

Cuando piensas en el "azúcar en la sangre", también debes pensar en la energía de tu cuerpo que se procesa como parte de tu metabolismo general. Tu sangre se mueve a lo largo de la vía interior de tu arteria y sistema de venas, transportando nutrientes de los alimentos que consume cada parte de tu cuerpo.

Sin embargo, al igual que un río contaminado, la sangre también puede obstruirse con demasiada glucosa. Esa glucosa no fue procesada por tu hígado, por lo que termina en tu torrente sanguíneo, elevando tus niveles de azúcar en la sangre. Los azúcares y los carbohidratos que comes terminan en tu torrente sanguíneo, aumentando tus niveles de energía.

Aumentas tu nivel de azúcar en la sangre, recibes un aumento de energía. Eso no parece tan malo. Un rápido estallido de energía es bueno de vez en cuando. Pero con cada pico viene una reacción opuesta al choque. Ese choque no es saludable y representa un gran cambio en el azúcar en la sangre. También te hace sentir lento, mentalmente nublado, agotado y también interfiere con tu ciclo natural de sueño. Como resultado, para volver a sentir ese estallido de energía, naturalmente vas a (lo has adivinado) a buscar otra cosa para aumentar el azúcar en la sangre.

Si repites este ciclo de pico-choque-pico-choque con demasiada frecuencia, estás enviando tu azúcar en la sangre a una montaña rusa innecesaria y poco saludable que puede tener consecuencias negativas a largo plazo. Sin embargo, si entras en el estado metabólico de la cetosis, tu azúcar en la sangre no se atascará en este ciclo, previniendo y ayudando a la diabetes.

2. Ceto para Síndromes Metabólicos

La Dieta Cetogénica ayuda a quienes luchan contra el síndrome metabólico y sus problemas: una cintura expandida, niveles bajos de HDL y presión arterial alta, niveles de triglicéridos y azúcar en la sangre. Esta dieta reducirá tus niveles de insulina, estabilizará tu azúcar en la sangre y reducirá tu presión arterial. Es ideal para el síndrome metabólico.

3. Ceto para tu Salud Mental

No hace falta decir que tu cerebro es increíblemente importante, y cuando tu dieta no apoya la salud cerebral, puede sentirlo. Tienes problemas con la memoria, la función nerviosa, tu visión, estado de alerta y luchas con la niebla cerebral. En la dieta Ceto, tu cerebro está alimentado por proteínas y cetonas. Además, dado que tu cerebro requiere tanta energía, tu hígado comenzará a producir glucosa nueva en un proceso llamado gluconeogénesis. Tu hígado toma el glicerol de los ácidos grasos presentes en los triglicéridos, que son las grasas que el cuerpo almacena, las convierte en glucosa y las envía al cerebro como combustible. De hecho, la dieta Ceto se desarrolló por primera vez para quienes padecen epilepsia, ya que ayuda mucho al cerebro.

4. Ceto para el Cáncer

¿Cómo puede este nuevo plan de alimentación ayudar al cáncer? Algunas investigaciones iniciales han vinculado la Dieta Ceto con la desaceleración del crecimiento de tumores. El biólogo celular Otto Wartburg descubrió que las células cancerosas florecen debido a su capacidad para fermentar la glucosa. En otras palabras, uno de los principales recursos alimenticios de una célula cancerosa es (lo has adivinado) el azúcar. Elimina los azúcares y los carbohidratos de la dieta, y las células cancerosas se debilitan y mueren de hambre. Se requiere más investigación en esta área, pero basta con decir que solo tiene sentido que el Ceto ayuda a reducir el cáncer.

5. Ceto para Reducir la Inflamación

Cuando el cuerpo tiene dificultades para curarse y lucha para protegerse de las enfermedades, es cuando se produce una inflamación. La inflamación también ha demostrado ser el primer síntoma de muchas afecciones crónicas, como la artritis reumatoide, la aterosclerosis, la periodontitis, la fiebre del heno e incluso algunos tipos de cáncer. Pero estar en la dieta Ceto reduce los azúcares derivados de los carbohidratos, que son una gran fuente de inflamación. Menos azúcar es igual a menos inflamación.

6. Ceto para Controlar el Colesterol y la Presión Sanguínea

Estabilizar el azúcar en la sangre ayuda a darte un sistema circulatorio mejor, que a su vez controla y reduce el colesterol y ayuda a la presión arterial. Es de conocimiento común asumir que los problemas del corazón provienen de comer demasiada grasa, pero eso no es cierto. Son demasiados carbohidratos los que causan problemas. Cuando reduces los carbohidratos y comes grasas y proteínas buenas, le estás dando a tu corazón lo que necesita.

Mucha gente también piensa que más grasa es igual a un colesterol más alto, pero tu cuerpo sabe cómo mantener la homeostasis del colesterol. Esos azúcares permanecen en el torrente sanguíneo, mientras que el colesterol que consume (en las grasas buenas que se menciona en el siguiente capítulo) se adhiere a las lipoproteínas y se transporta a las células y los órganos. HDL es esta lipoproteína de alta densidad. En esencia,

¡quieres consumir estas grasas buenas, que explicaremos más en el capítulo de tus Macros! Eso ayuda a equilibrar tu colesterol y aumentar la salud general de todo su sistema circulatorio.

7. Ceto para la Enfermedad del Hígado Graso

Como has leído en este libro, tu hígado es el órgano principal que te cambia de un estado metabólico de carbohidratos a un estado de cetosis. Produce cetonas. Tu hígado actúa como un filtro, ayudando a separar los nutrientes buenos de los malos y enviar los malos a los riñones para que sean expulsados. La enfermedad del hígado graso se presenta cuando se consumen tantos azúcares y carbohidratos (generalmente a través del alcohol), que tu cuerpo no quema ninguna grasa almacenada y, en cambio, la deposita en el hígado. Una vez que dejes de consumir cantidades tan altas de carbohidratos, tu cuerpo comenzará a quemar los depósitos de grasa en tu hígado, y también en cualquier otro órgano.

7 Beneficios de la Dieta Ceto en Tu Estilo de Vida

1. Pérdida de Peso Natural

Este es definitivamente el beneficio más obvio, y no solo porque estás eliminando casi todo un grupo de alimentos. Cuando tu cuerpo está en cetosis, está diseñado para quemar las reservas de grasa extra en tus células. Eso contribuye a una pérdida de peso natural y saludable. Las cantidades de pérdida de peso variarán dependiendo de cuánto peso tengas que perder y el porcentaje de grasa en tu cuerpo. ¡Pero verás una diferencia!

2. Manejo del Hambre

Cuando comes carbohidratos y azúcares, ingresas al ciclo de aumento de azúcar en la sangre que se mencionó anteriormente. Esa energía rápida no sustenta tu apetito en absoluto, lo que probablemente hayas notado. Esos carbohidratos y azúcares simples se queman tan rápidamente que vuelves a tener hambre en un corto período de tiempo. Pero cuando reemplaces esos ingredientes con grasas y proteínas buenas, tu hambre se reducirá considerablemente. En lugar de buscar tostadas o panqueques por la mañana, prueba una tortilla de huevo con tocino y queso. ¡Te sentirás lleno por horas! ¡Ofrecemos muchas opciones de desayuno para evitar el hambre a cualquier hora del día!

3. Mejor Control en el Apetito

Probablemente haya probado dietas en el pasado que te dejaron constantemente hambriento. Las comidas bajas en grasa y los carbohidratos simples, como el pan, las galletas, las frutas o las galletas. Estos no solo no satisfacen tu hambre, sino que a la larga te dan más hambre. Es por eso por lo que los humanos son más propensos a desarrollar los antojos de azúcar en lugar de los antojos de carne. Calma tus antojos y ayuda a controlar tu apetito siguiendo la dieta Ceto. ¡Es un beneficio inesperado y sorprendente!

4. Más Energía

Tu cuerpo no solo fue construido para almacenar grasa, sino para usar las "grasas buenas" de manera efectiva como combustible. Esto ayuda a darte mucha más energía. Tampoco será el estilo de pico de la energía azucarada cargada. Tendrás energía abundante y sostenida que te mantendrá en movimiento todo el día y no te hará sentirse agotado por la tarde. La dieta Ceto está diseñada para un estilo de vida de alto rendimiento. Esto también se muestra en la naturaleza también. Los carnívoros tienen que gastar más energía que los herbívoros solo para atrapar a sus presas, por lo que dependen de una dieta alta en grasas y proteínas. Los seres humanos son omnívoros, pero nuestro cerebro y músculos requieren cantidades increíbles de calorías para el uso diario. Cambia esas calorías al porcentaje de macros perfecto y obtendrás más energía de la que jamás hayas soñado.

¡También evitarás lo que comúnmente se conoce como "coma de carbohidratos", que ocurre cuando te siente somnoliento después de consumir demasiados carbohidratos!

5. Claridad Mental

Su cerebro requiere cientos de calorías por día para procesar todas sus funciones intrincadas. Sin mencionar cuándo decide aprender algo nuevo, tomar una clase, hablar un idioma extranjero o simplemente necesita esa materia gris para pasar un día estresante en la oficina. Cuando comes "grasas buenas" y proteínas, esos nutrientes le dan a tu mente el poder que necesita.

Por lo tanto, no solo te sientes más alerta mentalmente, sino que todo lo relacionado con tu cerebro aumenta. Recordarás mejor las cosas, te será más fácil encontrar nuevas ideas, retendrás más información y, en general, aprenderás mejor. Esto es especialmente importante si trabajas en un campo que requiere una gran capacidad intelectual, como el marketing, las artes y otras profesiones creativas.

6. Quemar Grasa como Combustible

Este beneficio es el corazón de lo que hace que estar en un estado metabólico de cetosis sea tan increíble. Tus células no solo usan el combustible que estás comiendo ahora. También estás usando el combustible almacenado. Cuando tu cuerpo utiliza la grasa almacenada de tus células como combustible, esa grasa desaparece de tu cuerpo, disminuyendo así tu peso. ¡Esa grasa se ha ido porque fue usada! Piensa en la Dieta Cetogénica como un plan de nutrición para eliminar grasas. Estás limpiando tus células de grasa que ha estado almacenada allí durante mucho tiempo, tal vez incluso años. Cuanto más tiempo esté en la cetosis, más frecuentemente ocurrirá este proceso. Es una situación ganar-ganar.

7. Mejor Humor y Emociones

Si has luchado con los cambios de humor y las emociones que con frecuencia cambian, encontrarás que la Dieta Cetogénica es un soplo de aire fresco. Saldrás del ciclo de aumento de azúcar en la sangre y también estabilizarás tus emociones. Tu cerebro utilizará las proteínas y las cetonas de tu hígado como combustible, lo cual es excelente para que los neurotransmisores en tu cerebro produzcan hormonas "buenas" como la serotonina, la dopamina y las endorfinas. Eso solo hará maravillas para tu estado de ánimo y es un beneficio excelente, inesperado y útil.

¿Es la Dieta Ceto para Todos?

Si bien la cetosis es un estado metabólico que cualquier cuerpo humano puede alcanzar, no todos deben estar en la dieta Ceto. Como anuncio legal, queremos recomendarte que consultes a un médico o nutricionista certificado antes de comenzar esta dieta. Hay condiciones raras como la distrofia muscular y afecciones que afectan ciertos órganos como los riñones, el hígado o el páncreas. Además, si tienes un trastorno digestivo que afecta el nivel de azúcar en la sangre, como hipoglucemia o diabetes tipo 1. Sí, la cetosis ayudó a mi diabetes, pero también quiero advertirte. En cuanto a la diabetes tipo 2, también te aconsejo que consultes a un médico.

La dieta ceto no se recomienda si estás embarazada, tiene diabetes gestacional o está amamantando. Todo lo que comes afecta a su bebé, así que no cambies tu dieta hasta que hayas destetado a tu bebé. El sufrimiento de un trastorno alimentario causa estragos tanto en la mente como en el cuerpo, por lo que no intentes esta dieta en ese momento.

Una vez que hayas sido autorizado, ¡estarás listo para continuar!

La Confusión Provoca la Mala Prensa sobre la Cetosis

Es posible que haya escuchado o leído algo de mala prensa sobre la dieta Ceto. Ha saltado en popularidad y ha atraído a una buena cantidad de detractores. Dicen que la dieta no es saludable, le da aumento de peso en lugar de perder peso, se mete con el azúcar en la sangre, provoca problemas hepáticos a largo plazo y otras afirmaciones negativas.

La Cetosis NO es Cetoacidosis

La mayor parte de esta confusión proviene de la diferenciación entre dos condiciones de sondeo similares: cetosis y cetoacidosis. La cetosis es el estado metabólico por el cual tu hígado produce cetonas. Por sí mismo, no es perjudicial para tu cuerpo en absoluto. Solo significa que tienes una mayor cantidad de cetonas presentes en su sangre y orina. Pero no es lo suficientemente alto como para volcarse en la acidosis.

De hecho, la cetosis se desarrolló en nuestro cuerpo hace miles de años en la evolución humana como una forma de utilizar la energía corporal almacenada durante el invierno, cuando los granos frescos, los azúcares y los carbohidratos no eran abundantes. Entonces, la cetosis mantuvo a muchos de nuestros ancestros vivos en inviernos fríos.

La cetoacidosis es completamente diferente y sí, es dañina. Se le conoce como cetoacidosis diabética (DKA). Cuando tus cetonas están en niveles peligrosamente altos y tu nivel de azúcar en la sangre también es demasiado alto, eso hace que tu sangre sea demasiado ácida. Cuando eso sucede, tienes que buscar atención médica de inmediato. Pero esta afección generalmente solo les ocurre a aquellos que no solo tienen diabetes tipo 1 o tipo 2, sino cuyos cuerpos no producen insulina o la producen en cantidades muy bajas. Si produces insulina, entonces no estás en peligro de que tu cuerpo desarrolle DKA.

Los síntomas de la DKA incluyen deshidratación con sed extrema y necesidad de orinar con frecuencia, náuseas, vómitos, dolor de estómago, falta de energía y falta de aliento. Estarás midiendo tus cetonas con un medidor de aliento o tiras, por lo que sabrás con regularidad que se encuentra en buen rango.

Por lo tanto, la cetosis es una de las funciones naturales de tu cuerpo (como una forma de mantenerlo vivo en momentos de menos comida) y la cetoacidosis diabética es muy dañina. ¡Son muy diferentes!

¿Qué es la Gripe Ceto?

Encontrarás información más detallada sobre lo que se denomina "Gripe Ceto" en el Capítulo 6, pero brevemente, esta es la combinación de síntomas similares a los de la gripe que experimentarás en las primeras 1 a 3 semanas de comenzar la Dieta Cetogénica. Tu cuerpo se está adaptando a una forma de funcionamiento completamente nueva y es un período de transición.

Estos síntomas incluyen:

- Baja energía y fatiga.
- Estar con niebla cerebral
- Dolores de cabeza
- Estar irritable y desmotivado.
- Calambres musculares
- Náusea
- Antojos de azúcar (por favor ¡no te rindas!)

Afortunadamente, estos no duran demasiado y pueden solventados bebiendo agua con limón para restaurar tus electrolitos.

Ahora que has leído todo sobre los beneficios de estar en la Dieta Ceto y cómo no es perjudicial para tu cuerpo, vamos a seguir los consejos prácticos. Lee el siguiente capítulo para ver qué alimentos puedes y no puedes comer.

En este capítulo es cuando el caucho se encuentra con el camino y descubrirás exactamente lo que puedes y no puedes comer. Iremos por cada grupo de alimentos, navegando por el confuso paisaje moderno estadounidense de opciones de alimentos desde las tiendas de comestibles hasta los restaurantes.

La dieta cetogénica comienza en la tienda de comestibles, y allí es donde encontrarás la gran mayoría de los ingredientes para preparar recetas y planes de comidas.

Pero, antes de enviarte a tu carrito, debes recibir información sobre lo que estás leyendo en los paquetes de alimentos para encontrar las mejores opciones.

Decodificando las Etiquetas Alimentarias

Las etiquetas nutricionales de los paquetes de alimentos te brindan toda la información que necesitas para decir sí a los alimentos Ceto. No "olvides" los productos químicos, los aditivos, los conservantes y otros fabricantes "malos" de productos alimenticios que introducen paquetes de colores brillantes. Sí, parece atractivo. Pero esos no son productos de comida amigables a la dieta Ceto. Estudia las etiquetas nutricionales para familiarizarte realmente con lo que hay exactamente en el paquete. Si ves carbohidratos o azúcares, devuélvalos a la estantería.

Aquí hay algunas palabras de bandera roja para evitar:

- Jarabe de maíz de alta fructosa: no es más que azúcar. ¡Mantente alejado!
- Harina enriquecida / Harina de trigo / Harina de maíz / Harina de avena: carbohidratos, carbohidratos y más carbohidratos. Evita cualquier cosa con la palabra "harina" en ella.
- Aceite parcialmente hidrogenado: Opta por el aceite de oliva o al aceite de coco.
- Dextrosa / Surculosa / Fructosa / Lactosa / Maltosa - Cualquier cosa con el sufijo "osa" significa azúcar.
- Almidón de trigo / almidón de maíz: los almidones son carbohidratos.
- Aspartame / Sacarina / Acesulfamo de Potasio: solo palabras extravagantes para los azúcares químicos. Compra Stevia o cualquier cosa con cero azúcares.
- Lactitol / sorbitol / manitol / xilitol / etanol: palabras más sofisticadas para el azúcar. Estos son los alcoholes de azúcar.
- Jarabe - Azúcar líquido. ¡Qué asco!

Las empresas de alimentos son bastante disimuladas con los ingredientes anteriores. Los añadirán en cosas supuestamente inofensivas como la salsa de tomate, la salsa barbecue, el aderezo ranch, el yogur y el queso. Conoce las palabras de bandera roja y tendrás una mejor oportunidad en la dieta Ceto.

Comidas a Evadir

Pensamos que primero tendríamos que tener la "lista traviesa" fuera del camino, para que sepas lo que ya no puedes poner en tu carrito de la compra. Si bien esta lista es basta, ¡los alimentos que puedes comer lo son aún más!

Granos y Harinas

Sí, esta es la gran categoría "no, no". Los alimentos de granos contienen la mayor cantidad de carbohidratos de todas las categorías de nutrición. Incluso si el producto no contiene gluten, todavía no está permitido en la dieta Ceto.

Evitar:

- Pan
- Bollos
- Bagels
- Galletas
- Pasta y fideos
- Galletas de cualquier sabor o forma.
- Harina para productos horneados, como pasteles, galletas, brownies y pasteles.
- Cortezas de pastel
- Masa para pizza
- Donas
- Harina blanca y tortillas de maíz.
- Cereales
- Arroz
- Avena y avena
- Otros granos - cebada, cuscús, pilaf, pita, quinua, etc.

Lácteos

Obtiene muchas opciones de productos lácteos en la dieta cetogénica, incluida una selección completa de quesos. Pero hay algunos productos lácteos que no deberías consumir.

Evitar:

- Margarina en cualquier forma
- Leche de vaca
- Leche azucarada

- Leche de soja
- Leche evaporada
- Crema batida no hecha en casa
- Helado
- Productos lácteos bajos en grasa

Vegetales

En este libro de dieta cetogénica, desmentimos el mito de que todas las verduras te ayudan a perder peso. Es un mito generalizado, por lo que incluimos nuestra selección especial de vegetales. Apégate a estas recomendaciones solamente. De lo contrario, estarás comiendo verduras que son demasiado altas en carbohidratos. Como estos.

Evita:

- Papas
- Camotes / ñames
- Maíz
- Zanahorias
- Puerros
- Chícharos
- Soja
- Frijoles - frijoles, frijoles cannellini, frijoles negros, etc.
- Cualquier alimento a base de estos vegetales, como frijoles refritos, puré de papas y papas fritas.
- Cualquier aceite basado en estas verduras, como el aceite de maíz y el aceite de soja.

Frutas

Las frutas son las segundas comidas más altas en carbohidratos. Sólo tienen demasiada azúcar. ¡Piense en las frutas como enemigos coloridos y de olor dulce que sabotearán sutilmente su dieta!

Evitar:

- Manzanas
- Plátanos
- Cítricos: naranjas, toronjas, mandarinas
- Melones: sandía, melón dulce, melón

- Uvas
- Piña
- Melocotones
- Todas las demás frutas frescas: kiwi, papaya, mangos, ciruelas, etc.
- Productos de frutas: frutas secas, jugos de frutas, paletas de frutas, dulces de frutas, etc.

Comidas Empaquetadas

Las comidas empaquetadas son unos de los artículos más engañosos en la tienda de comestibles. A menudo están salpicados de titulares gigantes como "todo natural", "nutritivo" y "comida completa". Por lo general, contienen carbohidratos, azúcares y cantidades ridículamente altas de sodio.

Evita:

- Sopas enlatadas
- Comidas enlatadas (Chef Boyardee, etc.)
- Kits de comida en caja
- Comidas congeladas en caja
- Sándwiches o envolturas congeladas para el desayuno.
- Pizza congelada
- Comidas empaquetadas para el almuerzo de los niños.
- Alimentos empacados en el supermercado o comidas completas.
- Mezclas de salsa preenvasadas.
- Mezclas de sopas secas

Bocadillos

Los fabricantes de alimentos son increíblemente buenos para que compres sus productos haciéndolos coloridos, crujientes y completamente adictivos. Algunos de estos bocadillos tienen publicidad de ser orgánicos, todos naturales, saludables u otras mentiras. Evita todos. No solo detendrán tu pérdida de peso, sino que la revertirán.

Evita:

- Patatas fritas de cualquier sabor
- Bocaditos crujientes de queso (Cheetos, pufs de queso, etc.)
- Pretzeles
- Palomitas de maíz

- Nachos
- Doritos de cualquier sabor.
- Pasteles de arroz
- Galletas de queso, como Cheez-its y Goldfish
- Bocaditos crujientes.
- Cualquier otro bocadillo salado o con queso.

Dulces

Los alimentos dulces contienen cantidades masivas de azúcar, que eliminarán la cetosis de tu cuerpo. Sí… no quieres hacer eso. Aunque parezca contrario a la intuición, ya que muchos dulces no contienen grasa, en realidad te están engordando. Por favor, no pongas estos dulces azucarados en tu carrito de compras.

Evita:

- Caramelo
- Helado
- Dulces helados congelados
- Paletas de hielo
- Goma
- Pasteles con glaseado
- Azúcar blanco natural
- Azúcar morena
- Chocolate con leche con alto contenido de azúcar
- Miel
- Cualquier edulcorante, aparte de Stevia

Bebidas

¡A los estadounidenses les encanta beber calorías! Ya sea un gran café con leche en Starbucks, un refresco en el cine o una bebida energética para ayudarte durante la clase, las bebidas están llenas de azúcares. La mayoría de estos están definitivamente en la lista de evitar.

Evitar:

- Sodas, aunque diga cero calorías.

- Bebidas energizantes
- Bebidas deportivas
- Bebidas de café
- Jugos de fruta
- Té helado embotellado o enlatado
- Alcohol, a menos que sea una copa ocasional de vino aprobado.

¡Comidas que Puedes Comer!

Entonces, tenemos las malas noticias fuera del camino con los alimentos que no puedes comer, ¡pero tienes muchas otras opciones! Revisaremos cada uno de los principales grupos de alimentos y te diremos exactamente qué alimentos puedes comer. Si pensabas que muchos ingredientes de la dieta Ceto son caros y difíciles de encontrar, entonces piénsalo de nuevo. Comprarás productos, carnes, lácteos, hierbas / especias y algunos condimentos. Encentrarás la mayoría de estos en el supermercado de tu vecindario. Algunos ingredientes especiales se pueden encontrar en una tienda de alimentos saludables o se pueden pedir en línea.

Bebidas

Leche de almendras: la leche de vaca normal no se recomienda en la dieta Ceto, pero definitivamente puedes tomar leche de almendras. Se presenta en diferentes sabores, como natura y de vainilla. ¡Asegúrate de que sea sin azúcar!

Café - Sheesh, ¿una dieta sin café? ¡No la dieta ceto! El café por sí solo tiene extremadamente pocos carbohidratos, por lo que es seguro tomar una taza de la mañana. Agrega una pizca de Stevia para endulzarla y crema espesa.

Té: es posible que desees abastecer tu selección de té con una buena variedad: té negro, té verde, té de hierbas y té chai. Una taza de té inglés en la tarde con una rodaja de limón o un chorrito de crema es un gran estímulo.

Agua: asegúrate de ingerir mucha agua en tu dieta Ceto. Ayuda a eliminar las toxinas, y todo el cuerpo lo necesita. Puede tenerlo con rodajas de limón o lima para un poco de sabor y electrolitos.

Vino: sí, puedes tomar un poco de vino en la dieta Ceto. En promedio, los vinos tienen entre 3 y 4 gramos de carbohidratos por porción. Los vinos blancos tienen menos que los vinos tintos. Quédate con Pinot Noir para rojos secos y Pinot Blanc para blancos secos. Un vaso pequeño una o dos veces por semana (siempre y cuando tengas en cuenta los carbohidratos como parte de tu dieta= puede ayudarte a no sentirte privado. Puedes usar el vino para cocinar, también.

Carne, Pescado y Huevos

Pollo: el pollo es una fuente tan grande de proteínas y grasas que debe incluirse aquí. El pollo también, bueno, sabe a pollo, así que los adobos y los asados lentos son muy buenos.

Tocino - Sé lo que estás pensando. ¿Una dieta que me ayude a bajar de peso tiene tocino? ¡Sí! De hecho, se recomienda el tocino (busca el tocino sin nitrato y de alta calidad). El tocino tiene una mezcla mágica de proteínas y grasas altas para brindarte la energía que necesitas en la mañana.

Carne - ¡Sí, puedes hacer hamburguesas para la Dieta Ceto! No te olvides de chile, también. Obtén un poco de carne molida, carne asada, puntas de solomillo y filetes para cocinar y servir en la dieta Ceto.

Huevos: un huevo entero tiene 6 gramos de proteína y un montón de grasas buenas, así que diviértete comiendo huevos. Son mucho más bajos en proteínas que la carne de res, cerdo o pollo.

Pescado: hay muchas opciones de pescado en la dieta Ceto, incluidos el bacalao, el abadejo, el halibut, el salmón, la lubina, la trucha, el atún aleta amarilla y la tilapia. Cualquiera que sea el tipo de pescado que compres, asegúrate de que esté certificado como de captura silvestre y que no haya sido recubierto con carbohidratos empanizados o fritos.

Jamón: puedes conseguir un poco de jamón para acompañar tortillas y sopas. El jamón también hace un maravilloso maridaje con diferentes quesos. Asegúrate de no obtener jamón con azúcar o miel curada.

Perros calientes - ¡Sí, en la dieta cetogénica se permiten las clásicas carnes fritas! Derrocha en una marca totalmente natural con la menor cantidad de rellenos y la mayor cantidad de grasa.

Cordero: el cordero molido se puede usar como alternativa al cerdo molido, la carne molida o el pavo molido en una receta regular para cambiar sus sabores. También puedes comprar chuletas de cordero y lomo de cordero.

Caldo de carne / caldo - El caldo de verduras tiene demasiados carbohidratos, así que para hacer sopas Ceto, compra caldo de pollo y caldo de res. Revise las etiquetas nutricionales en los cubos de caldo de pollo, carne de res o pescado para ver su cantidad de carbohidratos. Algunos de ellos están hechos con trigo o suero de leche en polvo.

Cerdo - El cerdo es delicioso y libre de carbohidratos. Hay muchas formas de comprarlo, incluyendo carne de cerdo molida, paletilla de cerdo y lomo de cerdo. También puedes tener cáscaras de cerdo.

Prosciutto: dos rebanadas de este popular jamón italiano tienen 3 gramos de grasa.

Salchicha: la salchicha que se compra en la tienda a menudo se rellena no solo con carne, sino con rellenos de carbohidratos. ¡Hay una receta aquí en este libro para hacerla tú mismo, que es mucho más fácil de lo que crees!

Camarón: el camarón es una proteína básica en la dieta cetogénica, por lo que puedes abastecerse de productos frescos o congelados. La salsa de cóctel casera sin azúcar va muy bien con los camarones como un aperitivo bajo en carbohidratos.

Mariscos: además de los camarones frescos o congelados, también puedes comprar muchos otros tipos de mariscos: vieiras, cangrejos, mejillones, almejas e incluso langosta. Ninguno de ellos tiene carbohidratos y pueden ser entradas deliciosas para la cena.

Paco: El Pavo no es tan alto en grasa como otras formas de proteína, así que come solo la carne oscura. Una porción de carne oscura asada tiene 5 gramos de grasa. También puedes comprar pavo molido.

Lácteos

Brie: si nunca has comido este delicioso y cremoso queso, te espera un gran placer. Definitivamente agrégalo a tu carrito de la compra.

Mantequilla - ¡Para todos ustedes amantes de la mantequilla, esta es la dieta a seguir! La dieta Ceto te alienta a comer el 70% de tus calorías de la grasa, y no hay grasa más sabrosa que la mantequilla. Compra mantequilla sin sal, de buena calidad, en palitos o fresca de una granja.

Queso cheddar: uno de los quesos más populares del mundo, puedes comprar el estilo que quieras, ¡excepto una versión baja en grasa, por supuesto!

Queso Colby Jack: un queso suave de color naranja y blanco que se puede usar en cientos de recetas o se puede comer solo como bocadillo.

Requesón - Omite la versión con bajo contenido de grasa y opta por la de grasa total, en su lugar, sin aditivos ni frutas.

Queso crema: quieres el queso crema con toda la grasa, ya sea en tinas o en bloques. ¡Nada de las versiones bajas en grasa de Philadelfia!

Queso feta - Un queso mediterráneo cremoso y delicioso para ensaladas o para cocinar.

Ghee - Ghee es mantequilla clarificada india, que concentra el sabor como la grasa. Cada cucharada tiene la friolera de 12,7 gramos de grasa.

Queso de cabra: un sabor único y picante hace que el queso de cabra sea una excelente adición a las ensaladas Ceto o como bocadillo. Una porción de 1 onza tiene 8 gramos de grasa.

Yogur griego: el yogur griego natural y sin azúcar es una adición deliciosa a la dieta Ceto. También proporciona probióticos para ayudar a equilibrar las bacterias buenas en tu tracto digestivo.

Gruyere: originario de Suiza, este queso europeo tiene 9 gramos de grasa por porción.

Crema pesada - Di adiós a las dietas bajas en grasa y hola a la crema pesada. Tiene 12 gramos de grasa y no tiene carbohidratos, así que agréguelo al té, café, huevos al horno y sopas.

Queso Monterey Jack: este queso semiduro cambia los sabores regulares y es excelente para la cocina mexicana. También está lleno de grasa buena.

Queso mozzarella: incluso sin pasta o pan de ajo, aún puede disfrutar de la comida italiana con queso mozzarella. Suave y pegajoso, es delicioso.

Queso parmesano: una pizca de queso parmesano aporta un maravilloso sabor mediterráneo. Compra el tipo de grasa completo.

Crema agria: con su sabor ligero y su textura cremosa, la crema agria es deliciosa en salsas, como aderezo de sopa y mezclada con hierbas para un aderezo.

Queso suizo: ¡Santo queso suizo, Batman! Obtienes 8 gramos de grasa por rebanada en esta popular tarta de queso

.

Vegetales

Rúcula: esta lechuga con sabor a pimienta tiene 2.05 gramos de carbohidratos y es una base ideal para las ensaladas Ceto.

Espárragos: solo 1.78 gramos de carbohidratos se encuentran en estos vegetales frescos y crujientes. Son deliciosos cuando se asan o se envuelven en tocino.

Pimiento (verde): los pimientos verdes tienen menos carbohidratos que el rojo, el naranja o el amarillo, así que compra solo ese color. Tienen 2,9 gramos de carbohidratos.

Bok Choy: esta excelente verdura china es deliciosa en sopas asiáticas o salteados. Su conteo de carbohidratos es de solo 1.18 gramos. Lo puedes encontrar en tiendas asiáticas.

Brócoli: con 4 gramos de carbohidratos por taza, estos pequeños vegetales en forma de árbol son un alimento básico en la cocina Ceto. Cómpralas frescas o congeladas.

Repollo: con solo 3 gramos de carbohidratos, puedes comer repollo en la dieta Ceto. Solo compra repollos verdes, ya que los rojos son mucho más altos en carbohidratos.

Coliflor: puedes picar la coliflor, agregarle queso o ponerla en papas fritas. Tiene 2,9 gramos de carbohidratos por taza.

Chile: hay algunas que son aptos para la dieta Ceto, incluidos los chiles rojos tailandeses, los pimientos fantasmas y los jalapeños. Una taza de jalapeños en rodajas tiene 6 gramos de carbohidratos.

Apio: con 1,37 gramos de carbohidratos por tallo, este es uno de los mejores vegetales compatibles con la dieta Ceto. Eso es una gran noticia, ya que es un bocadillo tan delicioso.

Pepino - Hecho de 96 por ciento de agua y 1.9 gramos de carbohidratos, los pepinos son una de las verduras más saludables y refrescantes.

Verdes oscuros: las hojas verdes oscuras como la acelga suiza, los verdes de mostaza y los verdes de nabo tienen menos de 5 gramos de carbohidratos por porción, lo que les hace saludables e ideales para la dieta Ceto.

Berenjena: la berenjena es una deliciosa verdura mediterránea y tiene un bajo conteo de carbohidratos, con solo 2.88 gramos.

Frijoles verdes: hay 7 gramos de carbohidratos por 1 taza de piezas cortadas a la mitad en esta dulce y popular leguminosa. Consígalos congelados, ya que tienen mucho valor nutricional.

Lechuga iceberg: no hay mucho valor nutricional en la lechuga iceberg, pero con solo 0.2 carbohidratos por porción, no puedes equivocarte al agregar hojas picadas a las ensaladas o como ingredientes de hamburguesas.

Colinabo: este vegetal de aspecto gracioso es súper Ceto y tiene 2.6 gramos de carbohidratos. Pícalo con repollo y lechuga iceberg para hacer una ensalada.

Champiñones: los champiñones blancos regulares tienen solo 2.26 gramos de carbohidratos, ¡así que puedes comerlos! Son excelentes marinados en aceite de oliva, rellenos de queso o como aderezo de pizza Ceto.

Cebollas: aunque las cebollas tienen 7.64 gramos de carbohidratos, lo que las hace un poco altas, son un ingrediente esencial para cocinar. Las cebollas verdes tienen 1.1 gramos y las chalotas tienen 1.7 gramos, así que úsalas siempre que puedas.

Lechuga romana: Recoge un poco de lechuga romana para las ensaladas de ceto, las hamburguesas y para hacer wraps de lechugas. La lechuga romana tiene 2.8 gramos de carbohidratos por porción.

Espinaca: fresca o congelada, la deliciosa espinaca está aprobada para la dieta cetogénica, con cerca de 1.43 gramos de carbohidratos. Mezcla con otros verdes oscuros y rúcula para una base para ensaladas.

Tomates: Sí, los tomates son excelentes en esta dieta. Tienen 2.69 gramos de carbohidratos por porción. En realidad, son una fruta, pero son mucho más bajos en carbohidratos que la mayoría de las frutas.

Nabos: aunque son un poco altos con 4.63 gramos de carbohidratos, los nabos todavía son lo suficientemente bajos como para ser disfrutados durante el otoño. Son deliciosos asados o en puré.

Calabacín: el delicioso calabacín tiene 2.11 gramos de carbohidratos y se puede mezclar con hierbas y especias para un asado rápido o en "fideos" (zoodles) para la pasta vegetariana.

Frutas

Aguacate: aunque es verde y parece una verdura, los aguacates son técnicamente una fruta. Solo tienen 1.84 gramos de carbohidratos y son muy altos en grasas buenas. Puedes cortarlos en ensaladas o para hacer tu propio guacamole.

Zarzamoras: la fruta con los carbohidratos netos más bajos, a 4.3 gramos por taza. Por favor, se diligente al consumir estas bayas, ya que esos carbohidratos se acumulan rápidamente.

Limón: los limones tienen un recuento de carbohidratos un poco más alto ya que son frutas, pero es solo un poco de jugo de limón fresco aquí o allá para agregar unos pocos gramos.

Lima: una lima tiene 7 gramos de carbohidratos, por lo que puedes tomar un pequeño chorrito ocasional de jugo de lima para darle sabor a los platos mexicanos.

Frambuesas: ninguna fruta no tiene carbohidratos, pero las frambuesas son una delicia. Una taza contiene 15 gramos de carbohidratos, así que cuenta estos en tus macros.

Fresas: Un mundo sin fresas sería triste, por cierto. Cada taza contiene 11 gramos de carbohidratos, ¡pero el sabor vale la pena!

Hierbas y Especias

Albahaca: una cucharada de albahaca fresca tiene 0.1 gramos de carbohidratos. La versión seca tiene más carbohidratos, pero todavía vale la pena comprarla para crear platos con sabor italiano.

Hojas de laurel: ¡Sin carbohidratos en las hojas de laurel! Las sopas Ceta saben tan bien con estas hierbas aromatizadas. No olvides sacarlos de la sopa antes de servirlos.

Pimienta negra - La pimienta negra no tiene carbohidratos. Combínalo con la sal del mar a continuación para condimentar los alimentos.

Especias cajún: recoge un bote de especias cajún sin carbohidratos para vestir salmón, camarones, ternera o pollo.

Polvo en chile: Prepara chili, platillos mexicanos y otros adobos de carne con chili en polvo bajo en carbohidratos, a 1.6 gramos por cucharadita.

Cilantro: esta hierba picante tiene menos de 1 gramo de carbohidratos por cucharada de hojas frescas. Haz tu propia salsa con cilantro, tomates y cebollas.

Canela: cálida y reconfortante, la canela también es baja en carbohidratos y es excelente para la dieta Ceto.

Comino - ¡No hay carbohidratos en el comino molido! Esta increíble especia es esencial en muchos platos del sudoeste asiático, mexicanos e indios.

Polvo de curry: el polvo de curry tiene un maravilloso color amarillo y un sabor exótico. Cada cucharadita tiene 1.16 gramos de carbohidratos.

Ajo: cada diente de ajo fresco tiene 1 gramo de carbohidratos, que es mucho menos que el ajo en polvo o la sal. El ajo es un ingrediente esencial para cocinar, por lo tanto, abastece tu cocina con cabezas de ajo frescas.

Pimienta de limón: No hay carbohidratos en esta popular mezcla de especias. Es delicioso en pollo.

Orégano: junto con la albahaca, el orégano es una hierba italiana popular y baja en carbohidratos, a menos de 1 gramo por cucharadita.

Perejil: ¡El perejil seco no tiene carbohidratos! Es genial para espolvorear carnes y agregarlas a las sopas.

Romero: una hierba deliciosa cuando se combina con la carne de res, el romero no tiene carbohidratos.

Salvia: La salvia tampoco tiene carbohidratos, así que usa todo lo que quieras en tu cocina.

Sal marina: no compres sal de mesa normal, ya que no es una sal de mar sin carbohidratos. Puedes comprar diferentes tamaños y variedades de sal marina como la sal marina del Himalaya.

Estragón: el estragón molido se encuentra generalmente en una mezcla popular de hierbas llamada Herbs de Provence, que también tiene mejorana, tomillo y perejil. Tiene menos de 1 gramo de carbohidratos por cucharadita.

Tomillo: tanto el tomillo fresco como el molido también tienen bajo contenido de carbohidratos, con menos de 1 gramo por cucharadita.

Nueces y Semillas

Almendras: las almendras tienen un conteo de carbohidratos bastante bajo y son una de las nueces más versátiles. También son deliciosos para picar.

Semillas de chía: las semillas de chía son ligeramente altas en carbohidratos, con 12 gramos por onza, pero también tienen 9 gramos de grasa. Encontrarás recetas para ellos en este libro.

Semillas de cáñamo: dos cucharadas añaden 6 gramos de grasas buenas a tus batidos y otras recetas.

Nueces de la India: ¿Alguna vez has probado estas nueces antes? Ahora serán uno de tus bocadillos básicos, ya que no solo son muy bajos en carbohidratos, sino que también tienen un alto contenido de ácidos grasos esenciales Omega 3.

Mantequilla de cacahuete: la mantequilla de cacahuate es un poco alta en carbohidratos, pero también es alta en grasa, por lo que es menos probable que aumente los niveles de glucosa en la glucosa. Prueba otras mantequillas como mantequilla de almendras y mantequilla de macadamia. Si te has estancado en tu pérdida de peso, entonces mantén las mantequillas de nueces al mínimo o evítalas por completo. Contienen más carbohidratos que otros bocadillos.

Pacanas: Las pacanas son muy buenas en una mezcla de bocadillos de nuez, al hornear, o por sí solos por puñado. Una porción de 1 onza contiene 20.4 gramos de grasa.

Cebollas de Calabaza: Llenas de grasas buenas, las semillas de calabaza son saladas y crujientes. Una porción de 1 onza tiene 5 gramos de grasa.

Semillas de sésamo: obtienes 4.5 gramos de grasa en cada cucharada de estas semillas pequeñas y crujientes. Hacen una excelente ensalada y son perfectas en la cocina asiática.

Semillas de girasol: con 14 gramos de grasa por onza, querrás comer semillas de girasol tostadas o tostadas. Mézclalos con otras nueces y semillas para obtener una deliciosa mezcla de senderos Ceto.

Tahini - Tahini, o mantequilla de semillas de sésamo, es un gran bocadillo con palitos de apio. Proporciona una gran cantidad de las grasas diarias que necesitas en la dieta Ceto, además de ser extremadamente baja en carbohidratos.

Nueces: ya sean rociadas sobre una ensalada, dobladas en la masa para hornear, agregadas a otras nueces y semillas para una mezcla, o si se comen solas, las nueces son deliciosas. Solo 1 onza tiene 28 gramos de grasa.

Aceites, Vinagres y Condimentos

Vinagre de sidra de manzana: dado que el vinagre de sidra de manzana es rico en ácido acético, ayuda a reducir la respuesta glucémica de los carbohidratos. Contiene enzimas que mejoran tu metabolización de proteínas y grasas. Es un excelente vinagre.

Salsa de barbecue: hecha con una base de kétchup o mostaza y cargada con especias, muchas salsas barbecue son compatibles con la dieta Ceto. Compra unas que no tengan azúcar ni carbohidratos añadidos.

Leche de coco: cada lata de 13.5 onzas de leche entera de coco tiene 2 gramos de carbohidratos, por lo tanto, abastece tu despensa. La leche de coco enlatada no contiene lácteos y es muy cremosa, por lo que es perfecta para el curry, las sopas y las salsas tailandesas u indias.

Aceite de coco: Quieres un poco de aceite de coco frío. El aceite de coco es una de las cosas más útiles que puedes tener en casa. También es un ingrediente esencial en Keto Fat Bombs.

Pasta de curry: puedes encontrar frascos de pastas de curry tailandesas prefabricadas (amarillo, rojo, verde) en la sección asiática de tu tienda de comestibles u en un mercado de comida asiática. Estas pastas se componen de hierbas y especias claramente fuertes que forman una base para hacer curris increíbles. Tienen entre 1 y 3 gramos de carbohidratos por cucharada, según la marca.

Pepinillos con Eneldo: los pepinillos forman parte del grupo de alimentos fermentados. Los pepinillos tienen ácidos naturales que estabilizan el azúcar en la sangre. Opta por los pepinillos que no son tan dulces como otros tipos.

Salsa de pescado: los platos tailandeses y vietnamitas usan salsa de pescado, que es extremadamente baja en carbohidratos, a menos de 1 gramo por cucharada. Tiene un sabor tan fuerte, que la puedes oler tan pronto como abres la botella. Usa salsa de pescado en sopas y curíes asiáticos.

Aceites con sabor: los aceites con sabor pueden convertirse en adobos para carne o pescado, aceites para cocinar o aderezos caseros para ensaladas. Puede agregar muchos sabores para tu despensa, incluyendo aceite de ajo, aceite de chile, aceite de romero, aceite de orégano, aceite de tomillo y aceite de albahaca. Elije los que tienen los contenidos más altos de grasa. ¡No tienen carbohidratos!

Salsa de rábano picante: su sabor distintivo y su bajo conteo de carbohidratos hacen que la salsa de rábano picante sea un condimento excelente. Hay 1.7 gramos de carbohidratos por cucharada.

Kétchup: si puedes encontrar un kétchup natural hecha sin azúcar o jarabe de maíz con alto contenido de fructosa, agrégalo a tu despensa de Dieta Cetogénica. El kétchup es un poco más alto en carbohidratos que la mostaza o mayonesa, porque está hecha con tomates. Utilízala con moderación.

Jugo de limón / Jugo de limón: El jugo de limón y limón embotellado también se puede almacenar en tu despensa. Un poco va muy bien con estos jugos cítricos y ácidos. Tiene una mayor cantidad de carbohidratos que otros condimentos, así que úsalos con moderación.

Mayonesa: ¿Sabías que la mayonesa con grasa completa (no en la dieta) tiene 0?5 gramos de carbohidratos? Es un condimento muy amigable con la dieta Ceto. Puedes hacer tanto ensaladas de huevo como de pollo con mayonesa.

Mostaza: tanto la mostaza amarilla clásica como la mostaza Dijon de alta calidad son excelentes condimentos para una despensa baja en carbohidratos. Apenas tienen carbohidratos y tampoco azúcar. Se usa en platos de pollo, carne de res o de cerdo.

Aceite de oliva: el aceite de oliva con toda la grasa normal será una de sus mejores fuentes de grasas buenas en la dieta Ceto. Puedes freír el pollo, rociarlo sobre las ensaladas, o incluso hacer productos de belleza caseros con él. Consulta las etiquetas nutricionales para comprar los aceites de oliva con el mayor contenido de grasa en gramos.

Pesto: el pesto está hecho con albahaca, ajo, piñones y, a veces, un chorrito de jugo de limón. Es una combinación deliciosa que le da sabor italiano a platos de pollo o carne.

Aderezo Ranch: su textura cremosa proviene de los productos lácteos y no de los carbohidratos, por lo que es bueno tener aderezo Ranch en la dieta Ceto. Elije una marca con el contenido de azúcar más bajo que pueda encontrar.

Vinagre de vino tinto: el vinagre balsámico tiene demasiados carbohidratos para la dieta Ceto, por lo que sustituye el vinagre de vino tinto. Puedes mezclarlo con aceites aromatizados para crear tus propios aderezos para ensaladas.

Salsa de soja: la cocina asiática no sería lo mismo sin una salsa de soja deliciosa y salada. Es un condimento bajo en carbohidratos que puedes usar como saborizante en sopas o como adobo para carne de res, pollo, cerdo o camarones. Hay alrededor de 1 gramo de carbohidratos por cucharada.

Sriracha: Esta popular salsa roja como es también baja en carbohidratos, a 1 gramo por cucharadita. Encuentra una marca que sea completamente libre de azúcar. Rocíelo sobre ensaladas, huevos, carnes o pescado.

Tabasco: ¡Otra salsa picante popular, la salsa Tabasco no tiene carbohidratos!

Tamari: este es otro tipo de salsa de soya y no contiene gluten ni carbohidratos. Obtén el tipo de sodio reducido para cortar más sal.

Salsa Tártara: Puedes hacer tu propia salsa tártara con mayonesa y pepinillos en escabeche, o puedes comprarlo previamente hecho. Si la consigues embotellada, lee las etiquetas y compra la marca sin azúcar ni carbohidratos. ¡Es deliciosa en pescado!

Salsa de tomate: Compra salsa de tomate simple, sin azúcar y tomates cortados en cubos en latas o frascos. También querrás un poco de pasta de tomate. Aunque el tomate es una fruta, es muy bajo en carbohidratos.

Vinagre blanco: no solo se puede cocinar con vinagre blanco, ¡también se puede limpiar con él! No tiene carbohidratos y es un ingrediente esencial si quieres picar cebollas o pepinos.

Vinagre de vino blanco: No debe de confundirse con vinagre blanco. Definitivamente puedes tener vinagre de vino blanco en la dieta Ceto. Su recuento de carbohidratos es inferior a 1 gramo por cucharada. Mézclalo con rábano picante y crema para hacer una salsa de crema de rábano picante para carne asada.

Salsa Worcestershire: tus guisos y sopas de carne Ceto tendrán un sabor maravilloso con un toque de salsa Worcestershire. Una cucharada tiene 3.3 gramos de carbohidratos.

Ingredientes para Hornear

Extracto de almendra: ¡No hay carbohidratos en el extracto de almendra! Da un buen sabor a las nueces de los Keto Fat Bombs y al hornear.

Harina de almendras: todo tipo de harina a base de trigo o blanca está fuera de los límites de la dieta Ceto. ¡Pero puedes tener harina de almendras! Está hecha de almendras molidas y le da un ligero sabor a la nuez al hornear. Por cada ¼ de taza, obtienes 6 gramos de carbohidratos y 14 gramos de grasas buenas. Es un poco alto en carbohidratos, así que cuenta eso en tus porcentajes de macro diarios.

Polvo para hornear: las recetas de masa de pan y pizza de Ceto no aumentan sin el polvo para hornear, por lo que este es un ingrediente para tener en tu cocina. El polvo para hornear tiene 1.3 gramos de carbohidratos por cucharadita.

Polvo de cacao: ¡El polvo de cacao sin azúcar de alta calidad hará que tus Keto Fat Bombs y productos horneados tengan un sabor delicioso! Una cucharada sólo tiene 3 gramos de carbohidratos.

Harina de coco: la harina de coco es otro ingrediente que se puede sustituir la harina blanca al hornear. De esa manera, puedes hacer panes y masas Ceto. Tiene 16 gramos de carbohidratos y 4 gramos de grasa por ¼ de taza. Ese es un número de carbohidratos bastante alto, así que úsalo con moderación.

Chocolate oscuro: Sí, puedes comer chocolate en la dieta cetogénica. Agréguelo a los productos horneados, al chocolate caliente Ceto, o como un pequeño bocadillo cuando tengas antojo. Busca barras de chocolate oscuro de alta calidad que contengan al menos un 80% de cacao y la menor cantidad de azúcar que puedas encontrar. Algunas compañías también hacen bocadillos y chips de chocolate negro amigables con el Ceto.

Harina de linaza: las semillas de lino son muy bajas en carbohidratos y son una cobertura crujiente para las ensaladas de Keto. La harina de linaza es un ingrediente esencial para hornear en varias recetas, así que querrás tener algo en tu despensa. Dos cucharadas tienen 4 gramos de carbohidratos.

Extracto de limón - Haz galletas de limón Keto con extracto de limón sin carbohidratos. Ese toque de acidez realmente eleva su cocción.

Polvo de cáscara de psilio: la cáscara de psilio es una forma de fibra hecha de las cáscaras de las semillas de la planta de Platago ovata. El polvo de cáscara de psilio se puede mezclar con otras harinas e ingredientes para hornear para hacer la masa de pizza Ceto. Probablemente no lo encontrarás en tu tienda de comestibles local, pero puede estar en tiendas de alimentos naturales o comprarse en línea.

Stevia: no se permite el azúcar blanco o marrón en la dieta cetogénica. Sin embargo, puedes tener un sustituto natural. Stevia tiene 1 gramo por 2 cucharaditas, por lo que está bien agregar un chorrito al café de la mañana, al té de la tarde o deslizarse en las Keto Fat Bombs. Llévatelo fácil con la Stevia, pero puede ayudarle con los antojos de azúcar.

Extracto de vainilla: con menos de 1 gramo de carbohidratos por cucharadita, puedes agregar un delicioso sabor a vainilla a tus Keto Fat Bombs, café a prueba de balas, galletas y pasteles.

Otros

Manteca de cerdo: Sí, la antigua manteca de cerdo. Está lleno de grasas saturadas saludables. Hay 13 gramos de grasa por cucharada.

Aceite TCM: este ingrediente, llamado aceite de triglicéridos de cadena media, no se puede encontrar en tu tienda de comestibles, aunque algunas tiendas especializadas en alimentos saludables pueden tenerlo. Es más fácil de digerir que otros aceites, es una gran fuente de energía y apoya a las hormonas en tu cuerpo.

Aceitunas: las aceitunas verdes tienen 2.8 gramos de carbohidratos y están llenas de grasas buenas increíbles, ¡así que compra en abundancia! Las aceitunas negras son más altas en carbohidratos, así que quédate solo con las verdes.

Preparar tu Despensa para el Estilo de Vida Ceto

¡Es hora de darle un cambio de imagen a tu cocina! Elimina los carbohidratos de los armarios, la nevera y el congelador. Frutas y azúcares es el mejor consejo para principiantes para comenzar la Dieta Cetogénica. Podrás hacer borrón y cuenta nueva, y comenzar de cero con nuevos alimentos que realmente funcionan para tu cuerpo.

En este capítulo, has leído todo sobre los ingredientes que son amistosos a la dieta Ceto, por lo que son los únicos a mantener. Todo lo demás debe irse. Si te sientes culpable por tirar comida perfectamente buena, llama a un amigo o familiar y que la lleve. Puedes donar frijoles enlatados y pastas en la caja o granos a tu banco de alimentos local.

Comer Fuera en una Dieta Ceto

Los restaurantes saben que anhelamos sus comidas y acumulan azúcar y carbohidratos. Te sorprenderías de la rapidez con la que un simple aperitivo puede descarrilar tus mejores planes de pérdida de peso y salud. ¿Cómo sabes qué restaurantes elegir y que son compatibles con la dieta Ceto?

Camina por tu vecindario (o usa una aplicación móvil o un sitio web local) para ver realmente las opciones de un restaurante. Verás lugares de comida rápida, sopas y sándwiches, pizzerías, restaurantes de comida internacional, restaurantes para cenar y lugares de dulces como panaderías, cafés y puestos de helados. Busca los menús de los restaurantes en línea para ver qué opciones tienen que puedas usar en la dieta Ceto.

Aquí hay algunos consejos generales para ordenar en un restaurante:

- Pídeles que quiten el pan.
- Crujiente significa frito y frito significa los tipos incorrectos de aceites y un montón de grasas trans. Mejor, ordena la parrilla.
- Las porciones son demasiado grandes. Comparte con un amigo o pídele al restaurante que empaque la mitad de la comida para llevar a casa y almorzar al día siguiente.
- Ordena varios aperitivos amigables con el Ceto en lugar de un plato principal. Puedes elegir entre sopas, ensaladas, carnes a la parrilla, pescado frito con especias y verduras como el brócoli o el calabacín.
- "Empanizado" es una palabra clave para "cubierto con migas de pan". Mantente alejado de los carbohidratos.
- Muchos restaurantes tienen opciones sin gluten para ayudarte a eliminar los carbohidratos. Pregunte a tu servidor.

Básicamente, cuando ordenes en un restaurante, piensa en los tipos de comidas Ceto que preparas en casa. Luego, intenta replicar lo más cercanamente posible esas comidas.

Restaurantes 80% Amigables al Ceto:

Elija estos para encontrar excelentes menús llenos de muchas cosas para comer:

- Desayunos: huevos, tocino, salchichas, jamón, bistec y queso en abundancia.

- Restaurantes de carnes: cualquier proteína a la parrilla y servida junto con brócoli o coliflor es una buena opción. Nada de papas al horno.
- Restaurantes de barbacoa: hay muchas opciones de proteínas aquí: pollo, carne de res, cerdo, jamón o incluso pescado. Sáltate el pan de maíz y el puré de papas, y pide en su lugar hojas de col.
- Restaurantes de mariscos: ¡Sumerge esa langosta en mantequilla! Puedes pedir cualquier tipo de pescado o camarón junto a un vegetal Ceto. Asegúrate de que no esté empanado.
- Restaurantes asiáticos: los restaurantes tailandeses, vietnamitas, chinos, japoneses y otros asiáticos ofrecen muchas entradas sin carbohidratos. Mantente alejado del arroz y los fideos.
- Restaurantes franceses: todo lo que el queso Brie, la mantequilla, la crema espesa, los chalotes y las setas son excelentes en una dieta Ceto.
- Restaurantes indios: no encontrarás platos de carne, pero hay deliciosas opciones de pollo, cordero y vegetarianas. Nada de arroz ni naan.

Restaurantes 50% Amigables al Ceto:

Los siguientes menús tienen opciones Ceto limitadas, por lo que tendrás que navegar un poco:

- Diners: omite los rollos en la cena y pide platos de carne o pollo con vegetales Ceto.
- Restaurantes mexicanos: omite el maíz, frijoles, arroz y tortillas. Ve por los camarones a la parrilla, salsa y queso.
- Platos de sopa, ensalada y sándwich - Intenta pedir una taza de sopa Ceto y una ensalada. Si tienen envolturas de lechuga, adelante.
- Restaurantes italianos: difíciles, pero puedes pedir pollo a la parmesana sin pasta. ¡Se creativo!
- Restaurantes mediterráneos: mantente alejado de los carbohidratos ocultos como la pita, la cebada, la quinua y el cuscús.
- Bares y pubs: encontrarás un montón de papas y pan, pero puedes pedir alitas de pollo en un apuro.
- Franquicias de hamburguesas y de comida rápida: no es fácil, pero tenemos fe en que puedes ordenar hamburguesas sin bollos.

Restaurantes 0% Amigables al Ceto:

¡Por favor, evite esto en la dieta Ceto!

- Restaurantes de pizza: todo se sirve sobre o junto al pan. ¡Mucho pan!
- Cafeterías - convirtiendo el café en bebidas de postre. ¡Aléjate de las harinas en el desayuno!
- Panaderías - bastante auto explicativo. Nada más que azúcar y carbohidratos.
- Lugares de helados/postres: azúcar, azúcar y más azúcar.

• Carnavales: no encontrarás nada que sea sano ni apto para el Ceto en la comida de feria. Todos los carbohidratos son rebozados y fritos.

• Cines: tienes tres opciones terribles: gaseosas, dulces o palomitas de maíz. ¡No, gracias!

• Comida de estadios deportivos: es posible que te salgas con salchichas sin pan, pero eso es todo.

• Tiendas de conveniencia: nada más que refrescos, dulces, papas fritas y golosinas envasadas con azúcar.

• Máquinas expendedoras: ¡sólo veo si estás prestando atención!

El hecho de que no puedas comer pizza, productos horneados o pasta no significa que no haya otras opciones sorprendentes en la Dieta Cetogénica. En tu primer mes de comer en este plan, es posible que desees evitar la mayoría de estos restaurantes, para no sentirte tentado a comer algo que no deberías.

Ahora que tienes tus ingredientes, tu cocina surtida de Ceto y has navegado con éxito por el mundo de los restaurantes, ¿cómo comerás exactamente cada día? En el siguiente capítulo, nos adentraremos en el meollo de la cuestión de la cetosis: ¡Macros!

Capítulo 4:
¡Ven Aquí y Aprende Todo sobre Ello!

¡Comenzar con la dieta Ceto es solo el primer paso en un viaje emocionante! Como viste en el capítulo anterior, hay alimentos que no puedes comer. ¡Pero te sentirás tan bien que no tendrás la tentación de pedir una comida pesada en carbohidratos y de alejarte fuera de la cetosis! Querrás permanecer en este nuevo estado metabólico de por vida.

Hay algunos principios básicos del estilo de vida de Ceto que pueden ayudarte en el camino. Son fáciles de memorizar y se puedes repetir a ti mismo, similar a los mantras.

> "No hay azúcar hoy, te sentirás dulcemente mañana"

Tendrás antojos de azúcar en la dieta Ceto. Pero, mejora con el tiempo. Si puedes rechazar un producto azucarado ahora, te sentirás dulcemente y te verás mejor mañana.

> "No se trata de que no se pueda, se trata de no"

Olvídate de decir: "No puedo tener carbohidratos". Comience diciendo: "No quiero carbohidratos". Es un cambio de mentalidad sutil, pero necesario. Realmente te ayudará.

> "Simplemente no tengo hambre de eso"

Mentalmente puedes engañar a tus papilas gustativas para que un alimento en particular te sea desagradable. Algunas personas aman el regaliz; otros lo odian. Algunas personas odian las setas; otros los aman. Intenta engañarte mentalmente para no tener hambre de algo con carbohidratos que simplemente se sentará en tu estómago y te hará sentir lento.

También puedes crear tus propios mantras. ¿Has sufrido algún problema de salud? Imagínate sentirte mejor una vez que el Ceto te haya ayudado a reducir sus síntomas. ¿Enfermo y cansado por poca energía? Crea un mantra que se centre en aquello en lo que quieres usar tu nueva energía. Cuando personalizas un mantra a medida, es más probable que lo recuerdes.

Para recordarlo aún más, toma un bolígrafo y escribe tu mantra en un papel. Escríbelo a mano. Eso lo pone en tu memoria.

Conoce tu Cuerpo

Cada uno de nosotros comienza a querer saber exactamente en qué estado se encuentra nuestro cuerpo. Cuando evalúas dónde te encuentras hoy, ahora mismo, en el momento exacto en que estás leyendo esto, eso te da un punto de partida. Es como el primer cuadro de "Inicio" en un tablero de juego. Hoy es cuando comenzarás. También funciona como un punto de referencia para el progreso que lograrás a lo largo de las próximas semanas en la transición a este nuevo plan de alimentación.

Piensa en dónde estabas hace un año. Has progresado mucho desde entonces. Puede que no sea en la dirección que desees, pero es una dirección diferente. Las dietas pueden ser difíciles, ya que se miden en un marco de tiempo más largo del que muchos de nosotros queremos que sea. Queremos ver los resultados en días, mientras que tu cuerpo opera en un calendario mucho más alargado. La paciencia crea resultados.

Lo mismo ocurre con las métricas. Métricas del cuerpo, específicamente. En este estado inicial, te recomendamos que te evalúes físicamente por completo. Esto se puede hacer a través de un simple examen físico con tu médico. Por favor completa lo siguiente:

Altura:

Peso actual:

IMC:

También te recomendamos que lleves un diario de alimentos. Simplemente obtén un simple cuaderno de una tienda y escribe todo lo que comes y bebes. Comenzar este simple hábito es revelador.

Después de obtener los números y las métricas en la visita al médico, ¿cuál es el siguiente paso?

La Mentalidad Ceto

No se trata solo de números, como saben bien aquellos de ustedes que han hecho dieta antes. También tiene mucho que ver con tu mentalidad. Si bien puedes aparecer como un mambo-jumbo, descubrir tus razones psicológicas personales por las que quieres ser más saludable y más delgado, además de tu estado emocional actual, te ayudará mucho más adelante, cuando tendrás que enfrentar la situación. Retos de esta dieta (como cualquier dieta). Al igual que un guerrero griego que reúne su espada mágica y el escudo de los dioses, ¡también reunirás las herramientas que necesitas para luchar contra tus viejos impulsos, vencerlos y ganar!

Sí, pelear la batalla de los carbohidratos es una batalla. Entonces, es importante que discutamos una palabra poderosa:

¿POR QUÉ?

¿Por qué quieres embarcarte en esta dieta cetogénica? Aunque inicialmente la razón podría ser que te veas bien, es una moda elegante, eliminar los carbohidratos es más fácil que nunca, o lo que sea, tienes que encontrar razones más profundas.

¿Entonces por qué?

¿Por qué quieres tener éxito en la dieta Ceto? ¿Por qué quieres empezar en primer lugar? ¿Por qué tienes fuertes sentimientos acerca de esta dieta, a diferencia de otras? ¿Por qué quieres ser más saludable?

Ayuda a elevar tus propias apuestas en esta batalla. Muchas personas tienen una experiencia cercana a la muerte antes de hacer un cambio radical, y eso se debe a que se han dado cuenta de que hay mucho en juego. Si no hacen X, podría dañarlos o incluso matarlos a largo plazo.

¿Cuáles son tus altas apuestas? Si no te embarcas en esta dieta y la conviertes en un éxito, ¿cuál es tu razón para seguir adelante? Podría ser algo personal, que estés haciendo esto por ti. Podría ser espiritual, que sientas que un poder superior te dio y que quieres tratarlo mejor. Podría ser relacional, como si estuvieras haciendo esto por un familiar, amigo u otro ser querido. Podría ser físico, simplemente estás enfermo y cansado de estar enfermo y exhausto. ¡Hay tanto que puedes tomar!

Sería útil escribir esto en un diario. Ese es un excelente lugar para explorar más profundamente tus pensamientos. Haz que te resulte fácil recordar la razón. ¿Qué tal un tatuaje en tu brazo? ¡Es una broma!

Pero en serio. La disciplina viene de razones fuertes y convincentes. Encuentra una razón más fuerte que la barra de pan que está en la mesa frente a ti, lo suficientemente fuerte como para decir que no a cien palitos de pan, y encontrarás tu propia dieta exitosa.

Herramientas de la Dieta Ceto

Deseas pasar de un estado metabólico de carbohidratos a un estado metabólico de cetosis y permanecer allí. El hecho de que sea bajo en carbohidratos no significa que tu hígado esté produciendo cetonas. Para medir la cetosis, existen varias herramientas en el mercado que puedes comprar para ayudarte:

• Monitor de cetonas en sangre

• Monitor de cetona de aliento

• Tiras de orina para cetonas

Estas tres herramientas pueden examinar tu sangre, respiración u orina. Son fáciles de probar en casa por ti mismo. Tu nivel de cetona ideal varía según tu edad, sexo, altura, peso y otros factores corporales.

El monitor de cetonas en sangre es similar a la prueba de insulina para la diabetes. Inserta la tira en la máquina del monitor, pincha el dedo para poner sangre en la tira y obtendrás una lectura rápidamente. Si bien este es el método más costoso, es el método más preciso para determinar si está en cetosis.

Para usar un monitor de cetona de aliento, conectarás el dispositivo a una fuente de alimentación, lo soplarás hasta que la luz deje de parpadear, toma nota del color y de las veces que parpadees. Esto lleva un poco más de tiempo y no se ha investigado tanto como las otras soluciones.

Para las tiras de orina de cetonas, solo orinarás en un palo, esperarás un minuto y luego compararás el color con la tabla del paquete. Es el menos costoso de los tres métodos, pero no funcionará después de que entres en cetosis.

Depende de cuál prefieres usar. Recomiendo el Monitor de cetonas de aliento, ya que no es doloroso y mide las cetonas correctamente.

Las Macros de la Dieta Cetogénica

¡Tengo buenas noticias! ¡No hay necesidad de contar calorías en la Dieta Cetogénica! Puedes si quieres. Pero no es tan importante como rastrear tus macros. Por lo tanto, necesitamos aprender a calcularlos.

Esta dieta se compone de tres macronutrientes, que se denominan macros:

GRASAS - PROTEÍNAS - CARBOHIDRATOS

Sí, los carbohidratos están incluidos. No los vamos a eliminar por completo, solo hay que reducirlos a un pequeño porcentaje.

En una dieta normal y equilibrada, recomendada por las pautas nutricionales del USDA, consumirías el 35% de tus calorías diarias de carbohidratos, el 35% de tus calorías diarias de proteínas y aproximadamente el 5% de tus calorías diarias de grasas buenas.

Pero las macros en una dieta cetogénica son muy diferentes.

Con las grasas, aumentaremos del 5% hasta el 70% de tus calorías diarias provenientes de las grasas buenas. Discutiremos que grasas buenas están abajo.

Con las proteínas, reducirás el 35% hasta aproximadamente el 19% de proteínas.

Con los carbohidratos, estará reduciendo ese 60% a alrededor de 5% a 8% de tus calorías diarias.

Entonces, vamos a partir de esto:

5% DE GRASAS - 35% DE PROTEÍNAS - 60% DE CARBOHIDRATOS

A esto:

70% GRASAS - 19% PROTEÍNAS - 5% CARBOHIDRATOS

Esa es tu nueva dieta, una que mantendrá tu cuerpo en un estado de cetosis.

¿Cómo se descompone esto en cuentas en gramos?

Varía dependiendo de los factores de tu cuerpo (sexo, edad, altura, peso, etc.), pero en general, debes aspirar a:

HOMBRES:

208g GRASAS - 125g PROTEÍNAS - 31g CARBOHIDRATOS

MUJER:

167g GRASAS - 100g PROTEÍNAS - 25g CARBOHIDRATOS

Puedes encontrar las calculadoras Ceto Macro en línea que te dan los números exactos. Mi punto principal es que tengas en cuenta tus números de Macros, especialmente durante las primeras cuatro semanas de transición. Para algunos, estos gramos de carbohidratos pueden ser un poco altos para la cetosis. Es por eso por lo que deberías estar usando los monitores de Cetonas mencionados anteriormente para estar absolutamente seguro.

¡Ahora, hablemos de cada Macro y para qué sirve su cuerpo!

Empecemos con la Proteína

La proteína es uno de los nutrientes más esenciales de tu cuerpo. También es delicioso: las carnes asadas, al horno y asadas hacen que tu boca salive por una razón. Hay dos tipos de proteínas: animales y plantas. En la dieta cetogénica, tu ingesta de plantas se reduce porque muchas verduras y frutas tienen demasiados carbohidratos. Por lo tanto, principalmente obtendrás tu proteína de fuentes animales: carne, pescado, mariscos, huevos y productos lácteos con alto contenido de proteínas.

¿Qué hace la proteína en tu cuerpo? Es un reparador general. Repara y construye tejidos, produce enzimas, produce hormonas y desarrolla huesos, músculos, cartílagos, piel y sangre. También te da energía. Tu cerebro también necesita una gran cantidad de proteínas para las funciones mentales básicas.

Si bien la proteína es esencial, no es el asombroso nutriente que publicitan con frecuencia los fabricantes de alimentos. La mayoría de los estadounidenses consumen demasiada proteína, tratando de llegar a esa cantidad del 35% recomendada a nivel nacional. Para entrar y permanecer en la cetosis, la proteína es importante, pero no tan importante como la grasa. El exceso de proteínas también se puede almacenar como exceso de peso en tus células, por lo que una cosa buena no es una cosa buena.

En la dieta cetogénica, reduciremos la cantidad de proteínas entre el 19% y el 22% de tu dieta. Es fácil irse por la borda con la proteína. Sin embargo, las carnes tienen altos porcentajes de grasas buenas.

Mantén tus conteos de calorías de proteínas un poco más bajos de lo que está acostumbrado. La dieta ceto no es una dieta alta en proteínas.

La Verdad Detrás de los Carbohidratos

Los carbohidratos están formados por los mismos tres átomos que los ácidos grasos: carbono, hidrógeno y oxígeno. Por sí mismos, estos no parecen ser malos componentes químicos, y no lo son. Cuando pensamos en carbohidratos, pensamos en pan, pasta o cereal, ¿verdad? Eso se debe a que ves que los alimentos cuentan con un alto nivel de carbohidratos.

Los carbohidratos son un grupo de azúcares, almidones y celulosa llamados sacáridos. El almidón y el azúcar son básicamente los dos carbohidratos más importantes en la nutrición.

Hay cuatro grupos químicos de sacáridos: los monosacáridos, disacáridos, oligosacáridos y polisacáridos. Esos son nombres químicos bastante grandes, pero principalmente nos centraremos en cómo funcionan en tu cuerpo.

Azúcares y Almidones

Los polisacáridos almacenan energía en tus células, en forma de almidón y glucógeno. Es el almidón presente en alimentos como las papas, el arroz y el trigo que eventualmente se convierte en demasiada energía almacenada en tu cuerpo, lo que resulta en un aumento de peso. Los azúcares tienen el sufijo "osa" y los verás como sacarosa (azúcar de mesa), fructosa (azúcar de fruta) y glucosa (azúcar de sangre). Algunas personas son intolerantes a la lactosa, por lo que no pueden tomar azúcar con leche. También hay celulosa, que es azúcar vegetal, y hablaremos más sobre eso más adelante.

El glucógeno es el otro tipo de energía almacenada en tus células, y también es un carbohidrato. Se encuentra principalmente tanto en el hígado como en los músculos.

Los Carbohidratos Son de Hecho Azúcares

Por lo tanto, cuando vayas por la sección de panadería en la tienda de comestibles o las golosinas en el pasillo de bocadillos, recuerda que todos esos carbohidratos son en realidad azúcares que agregarán peso. Tampoco queman el peso que intentas perder.

Es muy tentador, porque vivimos en una cultura tan rica en carbohidratos. Pasa por ellos en la tienda de comestibles todo el tiempo. Conduces a restaurantes de comida rápida que anuncian bocadillos y papas fritas, apenas y puedes pedir un plato sin carbohidratos, todas las tiendas de conveniencia venden papas fritas y comidas como la italiana y la mexicana se basan en bases de carbohidratos de pasta, masa de pan y arroz.

Pero todos ellos simplemente se convierten en moléculas de azúcar de glucosa en tu cuerpo y contribuyen al aumento de peso.

¡Deja los carbohidratos en el estante!

La Grasa No Significa Necesariamente Grasa

La grasa puede significar tantas cosas diferentes. No se trata sólo de engordar. También se trata de lo que los ácidos grasos dentro de las grasas sean buenos para ti. ¡Y muchos de ellos lo son! Estas son las grasas que tu hígado necesita para descomponer y producir cetonas.

Sí, es extraño pensar que comer una dieta alta en grasas te ayuda a quemar grasas. Pero es absolutamente cierto.

A nivel químico, una grasa se compone de dos tipos diferentes de moléculas más pequeñas. Una de ellas es el glicerol, y la otra son los ácidos grasos. El glicerol es un compuesto simple que es incoloro, inodoro, tiene un sabor dulce y no es tóxico para los humanos. Los ácidos grasos son ácidos largos formados por cadenas de átomos que incluyen diferentes combinaciones de átomos de carbono, oxígeno e hidrógeno.

¿Sabías que los ácidos grasos no se encuentran en los humanos de forma natural? Los obtenemos de nuestra dieta y son una de las principales fuentes de combustible para la mayoría de nuestras células.

Las grasas buenas también se descomponen más lentamente que los carbohidratos en tu tracto digestivo. Eso significa que te sentirás lleno por más tiempo.

Grasas Buenas y Grasas Malas

La industria alimentaria es lo suficientemente confusa sin tener que explicar la diferencia entre las grasas buenas y las grasas malas. Mientras estés en la dieta cetogénica, querrás atenerte a las grasas "buenas", de las que hablaremos en este capítulo. También hablaremos sobre las grasas "malas" y por qué son malas.

Como una guía general, querrás seguir comiendo grasas que se producen naturalmente en las plantas, los animales y los mariscos. Las grasas procesadas se crean en las fábricas de productos alimenticios para agregar sabor a muchos alimentos, como la margarina, los alimentos fritos y el queso procesado. Comer todas las grasas naturales es básicamente el camino a seguir.

Es importante saber la diferencia entre las grasas buenas y las malas, porque las buenas tendrán un efecto positivo en tu cuerpo y te mantendrán en cetosis. Las grasas malas tendrán un efecto negativo en tu cuerpo y contribuirán no solo al aumento de peso, sino también a problemas circulatorios, como arterias bloqueadas e incluso enfermedades cardíacas. Las grasas malas no son procesadas por el cuerpo y utilizadas como combustible de la misma manera que las grasas buenas.

Entonces, discutamos las diferencias y las examinemos a un nivel químico.

Grasas Buenas

Grasa saturada

Este tipo de grasa es una que contiene una alta proporción de moléculas de ácidos grasos sin dobles enlaces. Estos dobles enlaces unen los átomos de carbono a los átomos de hidrógeno, lo que cambia las propiedades químicas. La razón por la que se llaman saturados es porque las moléculas están saturadas con átomos de hidrógeno. Son sólidos a temperatura ambiente y tienen puntos de fusión más altos. La mayoría de las grasas de los animales están saturadas, por lo que encontrarás grasas saturadas en productos de origen animal como las carnes y los productos lácteos. Las grasas saturadas tienen una mala reputación porque también se pueden encontrar en alimentos procesados. Te recomendaremos qué grasas saturadas debes consumir en el siguiente capítulo.

Grasa mono-saturada

El segundo tipo de grasa buena para la dieta Ceto es la grasa monoinsaturada. También contiene una alta proporción de moléculas de ácidos grasos, pero éstas vienen con un solo enlace doble (donde se incluye el prefijo "mono") que vincula los átomos de carbono con los de hidrógeno. A temperatura ambiente, son líquidos y semisólidos o sólidos cuando se refrigeran. Cuando tus células comienzan a usar grasas monoinsaturadas como combustible, no hay tantas calorías como las grasas saturadas. Estas son grasas buenas porque protegen contra las enfermedades cardiovasculares y son un mejor combustible para sus células.

Grasas Malas

Las grasas que deben evitarse son las grasas poliinsaturadas procesadas y las grasas trans. Probablemente has oído hablar de estos dos chicos malos. Se han convertido no solo en enemigos de la dieta, sino también en enemigos de la salud.

Grasas poliinsaturadas procesadas

Las grasas poliinsaturadas son similares a las grasas monoinsaturadas anteriores, ya que contienen una alta proporción de moléculas de ácidos grasos. Pero estos tienen más de un doble enlace entre los átomos de carbono e hidrógeno. Mientras que el carbono y el hidrógeno no suenan como una mala pareja, en este caso, demasiado de algo bueno se convierte en algo malo. Enumeramos la versión procesada de estas grasas como el verdadero culpable, pero las grasas poliinsaturadas naturales están bien para comer. La versión procesada se encuentra a menudo en ciertos aceites, como el aceite de maíz, el aceite de soja y otros alimentos grasos como la margarina. Se recomiendan las grasas poliinsaturadas naturales para que comas. Puede que las conozcas como ácidos grasos omega-3 y omega-6.

Grasas trans

Las grasas trans son el apodo de los ácidos grasos trans, que son el peor tipo de grasas. Son tan malos que están prohibidos en restaurantes de todo el mundo. Han existido desde la década de 1950, con el auge de las frituras y la industria de productos alimenticios. Las grasas trans provienen de grasas insaturadas mejores, pero tienen incluso más enlaces dobles. Contribuyen directamente a elevar tus niveles de lipoproteínas LDL, lo que se denomina colesterol malo, reduciendo tu colesterol bueno y contribuyendo directamente a las enfermedades. Las grasas trans se utilizan para hacer que los alimentos sepan mejor y tengan una vida útil más larga. Un montón de alimentos malos en cualquier dieta están llenos de grasas trans, que incluyen palomitas de maíz con mantequilla, alimentos fritos de carnaval y sándwiches de desayuno congelados.

¡Mientras te mantengas alejado de estas grasas malas, deberías estar bien!

¿Qué hay de los Vegetales?

Es un mito que comer ciertos vegetales te ayude a perder peso. Su contenido de carbohidratos es simplemente demasiado alto. Comer algunas de estas verduras sería el equivalente a tener una rebanada de pan tostado, lo que también está prohibido.

Sí, es extraño que los alimentos altos en carbohidratos como las papas y las zanahorias no sean saludables para usted que la mantequilla con toda la grasa. Pero cuando se trata de las diferencias celulares en la forma en que su cuerpo procesa los carbohidratos en comparación con las grasas buenas, se hace evidente.

La celulosa está presente en las paredes celulares de todos los materiales vegetales, y también se conoce como fibra para ayudar a mantener su sistema digestivo saludable. Pero la celulosa también es un carbohidrato, al igual que el almidón y el azúcar. Algunas verduras, como las papas y el maíz, tienen demasiado almidón en relación con sus niveles de celulosa. Es por eso por lo que no son considerados como parte de la dieta cetogénica. Esas moléculas de carbohidratos serán demasiada energía almacenada en tu cuerpo y también te sacarán de la cetosis.

Olvida la Información Nutricional Convencional

Para tener éxito en la Dieta Cetogénica, tendrás que olvidar mucha de la información nutricional convencional que has aprendido a lo largo de los años. La Pirámide de los Alimentos tiene demasiados carbohidratos y no funciona, las Pautas de Nutrición de los Alimentos del USDA no toman en cuenta cómo tu cuerpo procesa los nutrientes y las grasas no son su enemigo número uno en la dieta. Los granos integrales no son tan saludables como crees. Un grano sigue siendo un grano, y los granos se componen de carbohidratos.

La dieta cetogénica tiene sus propias reglas sobre cómo funciona realmente tu cuerpo cuando se encuentra en un estado metabólico de cetosis.

La razón por la que explicamos en detalle cómo tu cuerpo procesa las grasas, los carbohidratos, los almidones y los azúcares es porque...

Eso es esencialmente lo que sucede a nivel celular cuando comes alimentos con la Dieta Cetogénica.

Apégate a estos tres macros y sus porcentajes:

70% GRASAS - 19% PROTEÍNAS - 5% CARBOHIDRATOS

Estas macros cambian tu cuerpo de ese estado metabólico de carbohidratos al estado metabólico de la cetosis.

En este momento, cada vez que comes algo, tu cuerpo utiliza las mismas técnicas de almacenamiento de energía antiguas. Piensa en tu cuerpo como un almacén. Los envíos de nuevos carbohidratos, grasas, proteínas y otras moléculas entran continuamente en el almacén. Cada vez que entran nuevos carbohidratos, algunos de esos azúcares y almidones se usan para obtener energía. Ese es el breve estallido de locura que se obtienes después de comer una barra de chocolate. Pero en su mayoría, el resto de esos carbohidratos se almacenan, para no ser usados nuevamente. Comes algo más con carbohidratos, y el ciclo se repite. Una fracción se utiliza para obtener energía, y el resto se almacena en tus células.

Demasiada energía almacenada resulta en el aumento de peso que estás experimentando. Para aquellos de ustedes que han intentado hacer ejercicio para bajar de peso y se sienten frustrados porque pasar 30 minutos en el gimnasio cuatro veces a la semana no va a detener el ciclo de almacenamiento. No vas a cambiar mágicamente tu cuerpo de almacenar energía a quemar energía.

¡Pero estar en cetosis hace eso!

La dieta Ceto básicamente cambia tu cuerpo de un contenedor de almacenamiento de energía a una máquina que quema energía.

Eso es lo que buscamos en este libro.

Creando Cetones para la Pérdida de Peso

Una vez que haya entrado en un estado de cetosis y tu hígado esté produciendo cetonas, notarás que el peso comenzará a disminuir. Es casi sin esfuerzo, y no requiere ningún ejercicio adicional (aunque se recomienda algo).

Lo mejor que puedes hacer por tu cuerpo y especialmente tu hígado, es monitorear sus macros en la dieta cetogénica. Adhiérete al alto porcentaje de grasa, porcentaje de proteína moderado y muy bajo porcentaje de carbohidratos.

Capítulo 5:
Tus Primeras 4 Semanas en la Dieta Ceto

Cuando comiences con la Dieta Ceto, ¡este capítulo será tu guía esencial para hacer que funcione! Vamos a revisar todo lo que debes comer, hacer y controlar, haciendo que esta transición sea lo más fácil y placentera posible.

Sé que sientes que ya tienes mucha información, que tienes los alimentos que puedes comer, que hay un plan de comidas en dos capítulos y que puedes volar solo, ¿verdad? Estarás bien

¡Aguanta ahí! Por favor se paciente contigo y tu cuerpo, y sigue estos pasos. Recuerda que tu cuerpo está cambiando todo su estado metabólico. Esa es una gran transición. Tómalo con calma durante las primeras cuatro semanas y tendrás asegurado un éxito mayor a largo plazo.

Semana Uno

¡Yay, estás empezando la dieta! Mucho apoyo y aliento de mi parte aquí. Estás armado con bastantes herramientas, incluida tu lista de alimentos que puedes comer, los alimentos que no puedes comer, los planes de comidas, las recetas y al menos un dispositivo de control para la cetosis. Te sientes listo para emprender esta nueva aventura dietética. El comienzo está lleno de entusiasmo.

Sin embargo, también podrías estar experimentando un poco del miedo trepidante de lo desconocido. ¿Qué es la vida sin pan, pasta, arroz, papas y maíz? ¿Es esta dieta realmente tan buena? ¿Mi cuerpo responderá igual que todos los demás que han estado en la dieta cetogénica? ¿Cuáles serán mis resultados?

Sí, muchas preguntas. Por eso es útil llevar un diario de alimentos para hacer un seguimiento de este período de transición.

Lidiar con el Hambre

Hasta ahora, cuando tenías ganas de un refrigerio, buscabas algo con carbohidratos. Patatas fritas, pretzeles, palomitas de maíz, tal vez un pedazo de pan tostado, o algunas galletas.

Pero cuando esos elementos están fuera del menú, ¿con qué los sustituyes? Con suerte, sigues las sugerencias de "limpieza de la despensa" en el capítulo anterior. Tienes muchas opciones de bocadillos: queso, nueces, huevos duros, verduras frescas con tahini.

¿Hambre por algo dulce? Prueba una taza de té con una pizca de Stevia o prepara una de las Keto Fat Bombs del capítulo de recetas. Tener un diente dulce en la dieta cetogénica mejora a medida que pasan los días. Asegúrate de consumes grasa suficiente, y eso te ayudará.

Retiro de los Carbohidratos y Azúcar

Como parte de lidiar con la sensación de hambre, puedes pasar por la extracción de carbohidratos. Esto es definitivamente natural y esperado. Comer todos esos azúcares afecta tu cerebro de una manera química tan profunda que es como si hubieras estado tomando una droga estimulante. Los síntomas de abstinencia incluyen:

- Antojos de azúcar rampante
- Obsesión sobre alimentos dulces o carbohidratos
- Cambios de humor
- Mareos
- Irritabilidad
- Fatiga

Por suerte, solo sentirás estos síntomas durante unos días. Al final de la primera semana, esos antojos y estos sentimientos negativos serán mucho menores. Luego saldrás de la situación mejor que nunca, tu azúcar en la sangre se estabilizará y se calmará, y tu bienestar general mejorará mucho. Yo también pasé por eso.

Pasa la Sal

Mantén ese salero a la mano durante tu primera semana en la dieta Ceto. Probablemente obtuviste mucho de tu cantidad diaria recomendada de sodio de los alimentos con carbohidratos, como las papas fritas.

Al limitar tus carbohidratos a alrededor de 30 gramos por día, no estás comiendo grandes cantidades de glucosa. Eso significa que tu cuerpo no está produciendo tanta insulina. Sin embargo, la insulina no solo está en conjunción con tu nivel de azúcar en la sangre, sino también en tus niveles de sodio en la sangre al ayudar a que el sodio se absorba en el cuerpo. Sin eso, solo orinarías la sal. ¡Es un mineral, después de todo!

Tener baja insulina mientras estás en cetosis significa que vas a estar orinando mucho más sodio. Esto significa que también estás perdiendo muchos electrolitos. Por lo tanto, necesitas aumentar tu ingesta de sal. Trata de alcanzar entre 2000 mg y 4000 mg por día.

Afortunadamente, hay muchas soluciones deliciosas: quesos salados, nueces saladas, carnes saladas, pescado salado, mantequilla salada y sal sobre las ensaladas. También puedes tomar sorbos de pollo o caldo de res entre comidas. Esto también ayudará a aliviar muchos de los síntomas de abstinencia de carbohidratos discutidos anteriormente.

Mantén un consumo de sal alto no solo durante la primera semana, sino todo el tiempo que estés en cetosis con la dieta Ceto. ¡No olvides de mantenerte hidratado, también!

Comidas de la Semana Uno:

Además de tus alimentos salados, querrás incorporar lentamente la dieta durante tu primera semana al elegir diferentes alimentos y comidas que no contengan carbohidratos.

Aceite TMC

Uno de los alimentos mencionados anteriormente fue el aceite TMC. Vale la pena recoger una botella de este suplemento inusual. El aceite TMC (triglicéridos de cadena media) se encuentra en el aceite de coco o se puede comprar por separado en una tienda de alimentos naturales o en línea. El aceite TMC es una grasa similar al aceite de oliva que se puede absorber rápidamente. Se dirige directamente al hígado, que lo usa inmediatamente para obtener energía o se convierte directamente en cetonas. Comienza con una dosis más baja para ver cómo interactúa con tu cuerpo y luego aumenta gradualmente.

un montón de buenos nutrientes que tu cuerpo necesita para la transición. Justo cuando estás
de la cama es cuando puede funcionar mejor. Mantén ese hábito durante al menos 14 días
ás la cetosis aún más rápido.

... y Luego Más

los cambios es envolver tu mente en torno a los límites anteriores de los alimentos que ahora se
recomienda que comas. Al cocinar, acércate a la mantequilla. Pon mucha mantequilla (y sal) en las verduras.
Sumerge los mariscos como cangrejo, camarón o langosta en la mantequilla. Haz una salsa de ajo y mantequilla
para pescado o pollo. La mantequilla es increíble y te ayudará a pasar la primera semana de la dieta Ceto.

Bebe Café a Prueba de Balas

¿Qué es el café a prueba de balas? Es una taza común que ha sido mezclada con ingredientes para convertirla en
una bebida cafeinada y de alto rendimiento. Una porción tiene la friolera de 28.5 gramos de grasa y solo 1
gramo de carbohidratos. Necesitarás 1 taza de café negro, 1 cucharada de mantequilla sin sal con hierba de alta
calidad, 1 cucharada de coco o aceite TCM, ½ cucharada de crema espesa y ½ cucharadita de extracto de vainilla.
Mezcla todo en una licuadora o a mano y a beber. Te da tantas grasas buenas y es un excelente comienzo
saludable para tu día. Combinarlo con un desayuno alto en grasa y bajo en carbohidratos es una de las mejores
maneras de comenzar con tu dieta Ceto. También incluyo una segunda receta de Almond Bullet Proof Coffee en
este libro. ¡Creo que también te encantará!

Loco Sobre las Nueces

He mencionado comer nueces varias veces para ayudarte a superar tu primera semana. Proporcionan un salado
crujiente y carnoso como bocadillo, además de que están llenos de grasas buenas y son muy bajos o no tienen
carbohidratos. Las nueces de la India, las almendras y las nueces se pueden mezclar con trocitos de chocolate y
semillas con bajo contenido de carbohidratos para crear una deliciosa mezcla de bocadillos que te ayudará a
superar tu primera semana.

Quesoso y Delicioso

El queso es realmente delicioso. Puedes comer queso cheddar, queso de cabra, requesón, Colby Jack, palitos de
mozzarella o cualquier otro queso cremoso mencionado en el capítulo anterior. Tener unas pocas piezas de
queso aumenta tu ingesta de grasa. No olvides el queso derretido, también. Espolvorea queso rallado sobre
ensaladas, pollo o platos de carne molida. También puedes crear salsas de queso al horno para verduras.

Consejos para la Semana Uno

Con suerte, estos consejos y trucos te ayudarán a superar tu primera semana de la dieta Ceto. Es posible que
veas una o dos libras de pérdida de peso inicial, pero puede que no. Esta primera semana es más acerca de
cambiar de forma lenta pero constante tu mentalidad con respecto a los alimentos, aumentar tu ingesta de
grasas y probar nuevas formas de obtener sus Macros ideales a través del aceite TCM y el café a prueba de balas.

Como otro consejo práctico, lee las recetas de este libro y asegúrate de haber comprado los artículos que
necesitas para preparar todas las comidas. Necesitarás mini moldes para muffins o moldes de dulces para las Fat
Bombs, una licuadora para batidos, y es útil tener una olla grande para las noches de semana ocupada. De esa
manera, la próxima semana, podrás hacer todas las recetas.

No es una carrera, así que ve despacio. Tu principal objetivo es reducir esos carbohidratos y deshacerse de ellos en su hogar, y aumentar constantemente tu consumo de grasas. Llena tus alacenas con alimentos nuevos y comienza a experimentar con las recetas. Es útil comenzar un día a mitad de semana, para que tengas más tiempo para tornarte Ceto durante un día completo.

Semana Dos

¡Bueno! ¡Conseguiste pasar por la semana uno! Sabías que iba a ser lo más difícil, y para algunos de ustedes, las ansias y los síntomas de abstinencia no fueron fáciles de superar. Pero lo has logrado, y esta semana es cuando tu dieta puede comenzar a cambiar tu cuerpo de una manera nueva y mejor de lo que creías posible.

¿Cómo haces eso?

Bueno, vas a empezar a ver resultados. Resultados físicos que provienen de cambiar a un estilo de vida tan bajo en carbohidratos. Las libras iníciales que pierdes esta segunda semana provendrán primero de la pérdida de peso del agua. Esto se debe a que el glucógeno de los carbohidratos que estabas comiendo anteriormente se almacenaban con células de agua en todo el cuerpo. Notarás una pérdida de peso y una sensación general de ligereza una vez que pierdas el peso del agua. No esperes que sea demasiado, pero podría ser notable.

Sin embargo, si esta pérdida de peso de agua no ocurre, eso también es normal. ¡No es para preocuparse! Es posible que no hayas tenido ese problema en tu cuerpo. Cada persona tendrá un rango diferente de experiencias dentro de las primeras dos semanas de comenzar a usar la dieta Cetogénica.

Micro gestionar Tus Macros

Lo que es realmente importante en esta segunda semana es observar tus Macros muy de cerca. A estas alturas, ya deberías de haber calculado los gramos exactos utilizando una calculadora de macros en línea o saltándose las pautas del capítulo anterior. Esto es cuando tienes que aplicar parte de esa disciplina para rastrear lo que estás comiendo y mantener las Macros en tu mente en todo momento.

¡Afortunadamente, he hecho esto muy fácil! ¡Solo sigue los planes de comida de cuatro semanas en este libro! Obtienes dos de ellos, ya sea un plan de comidas regular o uno para comidas de 30 minutos. La segunda semana es un excelente momento para comenzar a seguir el plan de comidas de la carta. Las recetas para las comidas también están en este libro, así como las listas de la compra. Por favor, usa estas herramientas a tu favor.

También querrás seguir controlando tu producción de cetonas en la sangre, la respiración o la orina. Asegúrate de no comer tantos carbohidratos. Esos gramos se acumulan rápidamente.

También es normal no sentir tanta hambre a medida que tu cuerpo se desplaza. Solo asegúrate de obtener suficientes calorías y trata de no saltar comidas o comer raciones drásticamente bajas en calorías. ¡Está bien comer mucha grasa!

La buena noticia es que, una vez que cumplas con las proporciones de Macros y mantengas tus gramos constantemente, eventualmente esto sucederá. Tu cuerpo tiene esta capacidad de entrar en cetosis, así que mantente en ello.

La 'Gripa' Ceto

Desde que la Dieta Cetogénica se ha vuelto más popular, muchas personas que hacen dieta han hablado sobre lo que se conoce como la Gripa Ceto. No es gripe o la gripe real, en el sentido de que haya algún virus.

La gripe ceto es una colección de síntomas similares a la gripe que muchos experimentan después de comenzar este nuevo plan de alimentación. Esta gripe solo dura unos pocos días y no debería ser suficiente para no ir al trabajo o citas importantes. Es simplemente la forma de tu cuerpo de hacerle saber que está cambiando los ciclos metabólicos.

Cuando tengas la gripe ceto, el primer síntoma que notarás será el cansancio. Eso viene del cambio en el metabolismo. También podrías tener un dolor de cabeza y otras enfermedades mentales, como dificultad para concentrarse y niebla mental. Esto se debe a que tu cerebro ha estado usando glucógeno como combustible y ahora está cambiando a cetonas. Tu cerebro requiere una cantidad masiva de proteínas y calorías, por lo que en esencia está extrayendo recursos y tratando de buscar fuentes alternativas de combustible. El cambio en la fuente de calorías también puede hacer que te sientas irritable, por la misma razón que el hambre puede hacerlo. También tendrás que orinar más, ya que tus niveles de insulina están disminuyendo.

Si bien la gripe ceto no es agradable mientras la estás experimentando, considera que es una buena señal. Tu cuerpo está cambiando efectivamente los engranajes. Dentro de unos días, tu cuerpo tendrá la idea de que no ingresas más glucosa u otras fuentes de azúcar como combustibles, y es hora de cambiar a usar las reservas de grasa.

La mayoría de la gente está bien con esta transición de la Semana Dos. Pero, si tienes dificultades con la gripe Ceto, lee a continuación.

Remedios para la Gripe Ceto

Reponiendo Electrolitos y Sal

Estás perdiendo electrolitos porque tus niveles de insulina están bajando. Por lo tanto, rebana algunos limones en agua y bébelos para rehidratarte y volver a aumentar los niveles de electrolitos. Si la gripe ceto persiste, es un buen indicio de que no estás lo suficientemente hidratado. Bebe tanta agua como puedas.

También querrás aumentar tu ingesta de sal. Calienta caldo de pollo o consomé de sodio regular (no bajo en sodio) y tómalo durante todo el día.

Reponer tus electrolitos y tu sal también ayudará con otro problema de la gripe ceto: los calambres musculares. Tus músculos también están intentando cambiar del glucógeno como combustible a la grasa como combustible, y eso puede hacer que se contraigan. Los calambres musculares pueden mantenerte despierto por la noche. Bebe tanta agua como puedas y especialmente agua con limón para asegurarte de que estás obteniendo los nutrientes que necesitas.

Debido a esto, encontrarás que tienes que orinar con mucha más frecuencia. Permanece cerca del baño y trata de no programar viajes largos u otras situaciones en las que no puedas tener acceso a un baño.

Mal Aliento

Las dietas bajas en carbohidratos pueden causar mal aliento. No es un problema de higiene oral. Tu sistema digestivo y tu hígado son los culpables. Son las cetonas que emite tu hígado las que causan la respiración, por lo que puede medir la cetosis a través de la respiración.

Para combatir esto, cepíllate y use hilo dental con más frecuencia. La meta es un excelente remedio para el mal aliento, y el chocolate también funciona para algunas personas. Puedes comprar un gel de menta o usar hojas de menta recién lavadas para frotar alrededor de las encías y ayudar a refrescar el aliento. El enjuague bucal también puede ayudar. Los problemas respiratorios desaparecen después de estar completamente en cetosis.

El Salpullido Ceto

Si tu gripe Ceto también viene con un sentimiento de picazón, entonces también tienes salpullido Ceto. Es una condición que no es peligrosa y se llama *prurigopigmentosa*. Es posible que experimentes pequeñas lesiones en la piel con picazón, que varían en color entre el rosa rojizo y el marrón claro. Sí, pican. No son peligrosos y no deberían causar alarma. Solo quiero que seas consciente de ellos. Puede aumentar su intensidad desde unos pocos puntos hasta una erupción grande que se extiende sobre la piel. Desaparece después de un par de semanas, y puedes usar talco para bebé para ayudar a detener la picazón. Las cetonas son la causa principal, así que dale tiempo a tu cuerpo para que se adapte a esta nueva dieta.

Darse un Banquete con Grasas Buenas

Aumenta tu consumo de grasa también. Prepárate varios lotes de las recetas de Fat Bombs en este libro y asegúrate de comer muchas de ellas. Come quesos con grasa, nueces y huevos duros. Sigue tus macros de gramos de grasa.

No Ir al Gimnasio

Además de comer mejor y mantenerte hidratado, disminuye la actividad física. Mucha tensión es puesta en tu cuerpo durante esta transición al hacer ejercicio al mismo tiempo. Esto es solo temporal y solo hasta que los síntomas de la gripe ceto desaparezcan. Luego, puedes volver a tu entrenamiento favorito.

Recupera el Sueño

Al igual que cuando pasaste por la pubertad, tu cuerpo está pasando por cambios importantes en este período de transición temprana hacia la cetosis. Como resultado, puedes sentirte muy cansado. Es de esperar algo de insomnio menor y de insomnio nocturno. Programa una siesta adicional o dos en tu día, si puedes. Duerme lo suficiente, y eso no solo ayudará a que desaparezcan los síntomas de la gripe ceto, sino que también te sentirás más descansado.

Para ayudar con el insomnio, intenta tomar un suplemento natural para ayudar a dormir que contenga ingredientes como la melatonina, la raíz de valeriana o la manzanilla. Come un poco de pavo justo antes de acostarse, que tiene el triptófano para ayudar a tranquilizarte al dormir. También puedes tomarte un té de hierbas.

Consejos para la Semana Dos

Para la segunda semana, deberías estar completamente concentrado en tus Macros, observándolos como un halcón y haciendo un seguimiento de tus gramos y porcentajes. Es posible que sientas los síntomas de la gripe ceto, pero permanece en la dieta.

Si has estado tomando un poco de carbohidratos aquí y allá durante la segunda semana y estás en el 'limbo de la cetosis', donde no te estás sintiendo bien pero no está en cetosis completa, entonces es muy probable que tu gripe ceto mantenga los síntomas por más tiempo. Desafortunadamente, no hay otro remedio que patear esos carbohidratos hasta la acera. Esta no es una dieta de "día de trampa" como algunas otras. Realmente tienes que recortar la cantidad de carbohidratos.

Semana Tres

¡Felicitaciones por haber superado las dos primeras semanas de la dieta Ceto! Los primeros 14 días serían algunos de los más difíciles, por lo que superar eso es una razón para celebrar. Si experimentaste la Gripe Keto, esos síntomas deberían comenzar a disminuir. Si no, simplemente lee la lista de remedios y bebe tanta agua con limón como puedas.

Este es también un buen momento para invertir en un monitor de respiración Ceto o un monitor de sangre Ceto, si aún no lo ha hecho. Las tiras de orina de cetosis solo ayudan durante la transición. Una vez que estés en cetosis, revisa tu respiración o sangre cada dos o tres días.

Para la tercera semana, también debes estar muy familiarizado con cómo contar y calcular tus macros en cada comida. Si no has comenzado a seguir los planes de comidas en el libro, hazlo. ¡No hagas esta dieta demasiado dura contigo mismo! Solo compra los ingredientes, cocina los platillos y disfruta del nuevo equilibrio de sabores presentes en cada comida.

Pérdida de Peso

Para la mayoría de los novatos, es realmente en la tercera semana donde comienzan a ver la pérdida de peso. Es posible que incluso veas varias libras en las primeras tres semanas. Una vez que tu cuerpo ha recibido el mensaje de que deberías estar en cetosis, es cuando ocurre la magia.

¡Diviértete siguiendo tu pérdida de peso! Configura un calendario con metas y recompensas. Cuando hayas perdido cinco libras, date un capricho con algo pequeño. Cuando alcances las diez libras perdidas, recompénsate otra vez. Mantén el refuerzo positivo, para que tengas algo que esperar. No te olvides de tomar fotos "antes" y "después" también. Muestra tu progreso. ¡Te lo mereces!

Aumenta la Ingesta de Grasas

¡Te has familiarizado con los alimentos que puedes y no puedes comer! Probablemente ya hayas salido a restaurantes y (con suerte) hayas evitado todo el pan y la pasta para las comidas aprobadas para el Ceto.

Ahora es el momento de asegurarte de mantener un consumo alto de grasas buenas. Si pasas el día y no has comido suficientes gramos de grasa, ver por otra Keto Fat Bomb, un trozo de queso, una rebanada extra de tocino o una dosis del aceite TCM. Realmente es importante.

Consejos para la Semana Tres

Con los síntomas de la gripe ceto bajo control y la cetosis finalmente lograda al observar tus macros y rastrearlas utilizando un monitor, estás en buen camino para ser exitoso como dietista Ceto.

El mejor consejo para esta semana es seguir un plan de comidas a la carta. Puedes usar las de este libro, o puedes inventar las tuyas si te sientes lo suficientemente seguro. Pero asegúrate de que sea uno que te inspire a seguirlo. Una cosa es tener un plan de comidas bajo en carbohidratos. Otra cosa es comer esas comidas todos los días.

Otro excelente consejo de la tercera semana es hacer un seguimiento de la pérdida de peso. ¡Eso te ayudará a inspirarte también!

Semana Cuatro

Si no habías superado la gripe Ceto la semana pasada, aquí es cuando esos síntomas asquerosos finalmente desaparecen. ¡Ahora tu cuerpo ha pasado con éxito de un estado metabólico de carbohidratos a un estado metabólico de cetosis! Tienes su monitor Ceto y se está asegurando de mantenerte en cetosis. También has estado cocinando y comiendo comidas ceto, ordenando platillos ceto en restaurantes, e incluso experimentó alguna pérdida de peso inicial.

¡Ahora, comenzarás a ver todos los beneficios de los que hemos estado hablando en este libro! Tu arduo trabajo comenzará a dar sus frutos y experimentarás:

- Mejor claridad mental
- Más energía: ¡algunos incluso lo llaman energía de "explosión de pulmón"!
- Más pérdida de peso
- Mayor sentido de bienestar
- Estados de ánimo estabilizados
- Azúcar en la sangre estabilizada

La Dieta Cetogénica ha funcionado para miles de personas que han luchado durante las primeras tres semanas, solo para llegar a la Semana Cuatro y decir: "¡Bien, ahora lo entiendo! ¡De esto es de lo que todos han estado hablando!

Ayuno Intermitente

Una vez que te hayas acostumbrado a todo el estilo de vida de la dieta Ceto, puedes intentar el ayuno intermitente. El ayuno intermitente es una excelente manera de empujar tu cuerpo hacia la cetosis. Los planes de comidas en el Capítulo 7 te brindan muchas opciones diarias de comida. Sin embargo, también te alientan a ayunar un día a la semana si puedes hacerlo o saltearte una comida aquí y allá. Mientras ayunas, recuerda consumir mucha agua y servirte una taza de caldo de huesos si tienes hambre.

Ceto en la Cocina

Si bien la Semana Cuatro está llenas de recompensas, también tiene un escollo potencial: esta dieta puede volverse repetitiva para las personas que no cocinan o que no son tan cómodas al cocinar. ¡Eso es perfectamente comprensible! Cocinar puede parecer una tarea más para agregar a tu vida ocupada.

Pero, con los videos de YouTube, los programas de cocina de la televisión y un poco de tiempo para dedicarse a tu nuevo pasatiempo, te gustará cocinar. Estos son algunos consejos para divertirte haciendo tu cocina ceto:

- Mira videos de YouTube sobre cómo preparar verduras y simplemente comienza a practicar. Aprende a cortar cebollas, tomates y otras verduras.

- Con la cocción, tienes que seguir las recetas y medir todo exactamente.

- Pero con la cocción, puedes agregar un poco más de condimento o sustituir un ingrediente. Hay mucho más margen de maniobra.

- Familiarízate con la temperatura de tu horno. Algunos hornos son más fríos que otros, por lo que un plato tardará más en cocinarse.

- ¡Limpia a medida que avanzas! Mientras esperas a que se caliente la cacerola, limpie el mostrador. Cocinar es mucho más agradable en una cocina limpia.

- Aprende qué sabores van juntos. Cada cocina (italiana, mexicana, francesa, india, tailandesa, etc.) tiene sus propios ingredientes básicos.

Con un poco de práctica y siguiendo las recetas, harás recetas Ceto en poco tiempo. ¡Se vuelve más fácil y más rápido!

¡Realmente me gusta cocinar! Hace que mi casa huela bien, me gustan los diferentes sonidos de la carne o el burbujeo del queso, y es una experiencia sensorial. Además, al final, obtienes una comida deliciosa que te hace perder peso, vivir más sano y sentirte mejor. ¿Qué no se podría amar?

Consejos para la Semana Cuatro

La cuarta semana consiste en superar la gripe Ceto y dar la vuelta hacia un futuro mejor con la dieta Ceto. Dejarás de sentirte privado de los carbohidratos y empezarás a sentirte bien porque estás viendo los resultados.

El mejor consejo de esta semana es preparar las recetas, seguir los planes de comidas y probar nuevos platos. Trata la dieta Ceto como una exploración de nuevos sabores e ingredientes que quizás no hayas probado antes. La dieta estadounidense promedio es bastante suave. Los ingredientes comunes son reforzados con azúcar y carbohidratos para que tengan mejor sabor.

¿Pero cuando eliges mejores ingredientes y luego los pones en recetas mejoradas? Ahí es cuando comenzarás a enamorarte de tu nuevo plan de alimentación.

Entonces, siéntate, abróchate el cinturón y disfruta del paseo Ceto.

Algo extra

La razón de esta pausa aquí es simplemente porque quería consultar contigo lo que has aprendido hasta ahora en todos estos capítulos.

Si ha obtenido 1 cosa útil de valor o aprendió algo que pensaste que es agradable y útil, ¿podrías ayudar a un amigo y dejar un comentario aquí para Amazon?

Deja un comentario aquí

Si eres del Reino Unido, aquí está

¡Está totalmente bien que compartas con gente sobre el libro y esto ayudará a más personas a saber lo que ya sabes también!

¡Muchas gracias!

Capítulo 6:
Consejos Probados para Mantenerte en Cetosis

Además de seguir tus primeras cuatro semanas con la dieta cetogénica del capítulo anterior, este capítulo trata sobre cómo ayudarte con esta dieta. Vamos a solucionar algunos problemas frecuentes que las personas que hacen dieta han tenido y ofrecer soluciones que han funcionado. Por lo tanto, no importa si apenas estás comenzando y luchando o si has estado en el Ceto durante seis meses y necesitas un impulso, ¡podemos volver a encarrilarnos y hacer que esto sea un éxito!

Situaciones Comunes con la Dieta Cetogénica

No Entrar en Cetosis

Estar atrapado en el "limbo de la cetosis" no es divertido, incluso cuando estás tratando de comer la menor cantidad de carbohidratos posibles y sigues los planes de alimentación del siguiente capítulo. Asegúrate de estar fuera de la cetosis al verificar con un Monitor Ceto de sangre, respiración u orina.

Respecto a este problema, todo se reduce a números. Específicamente, tus números de macros. Realiza un seguimiento de cada una de tus macros (grasas, proteínas, carbohidratos) y calcula tus gramos y porcentajes todos los días. Vigila la ingesta de alimentos para estos tres y anota absolutamente todo lo que comes, incluidas todas las bebidas y las porciones que sirves.

Con esto, también deberás estar atento a la gluconeogénesis, un término elegante en el que tu hígado produce nuevos azúcares y utiliza aminoácidos para obtener energía en lugar de cetonas. Esto sucede cuando estás comiendo demasiada proteína. Por eso es importante hacer un seguimiento de esta Macro. Intenta reducir tu ingesta de proteínas en un par de gramos y mide tus cetonas nuevamente con un monitor Ceto.

Los fabricantes de alimentos meten carbohidratos y azúcares ocultos muchos productos. Deberás mantener un ojo diligente en las etiquetas de los alimentos y asegurarte de que no estás consumiendo nada de lo que se supone que no debes. Incluso unos pocos gramos adicionales hacen una gran diferencia. Trata de mantenerte dentro de los 30 gramos de carbohidratos netos al día (o no más de dos por encima de eso).

Mantén un diario detallado de los alimentos, calcula tus macros, modifica y redefine tu dieta según sea necesario, y volverás a la cetosis.

La Diferencia entre Carbohidratos Netos y Carbohidratos Enteros

¿Sientes curiosidad por la diferencia entre el conteo neto de carbohidratos y el conteo bruto de carbohidratos?

Para calcular fácilmente los carbohidratos netos en una receta, resta la fibra insoluble de la cantidad total de carbohidratos y fibra. Hacemos esto porque la fibra no es técnicamente un carbohidrato. Es la porción de alimentos derivados de plantas que no se descomponen completamente por las enzimas digestivas en tu estómago e intestinos. La fibra insoluble no se disuelve en el agua. Está hecho de polisacáridos que no contienen almidón, lo que significa que no es un almidón o un carburador.

A continuación, echa un vistazo al contenido de alcohol de azúcar. Si el contenido total de alcohol en el azúcar excede los 5 gramos, resta la mitad de ese número del total de carbohidratos. Eso resulta en tus carbohidratos netos.

Las calculadoras nutricionales en línea son recursos gratuitos y fáciles de usar que ayudarán a mantener bajo el conteo de carbohidratos. Si no estás perdiendo peso o no te mantienes en cetosis, intenta calcular tus carbohidratos brutos completos. Podrías estar comiendo demasiado de ellos. Deja que tu cuerpo se adapte, y luego puedes volver lentamente a calcular tus carbohidratos netos.

Ingesta Insuficiente de Grasas

Hablamos anteriormente en este libro sobre cómo la "grasa" no engorda. Pero esta mentalidad es tan profunda en la cultura estadounidense, que puede ser difícil seguir comprando y comiendo productos que contengan grasas buenas. ¡Los evitas subconscientemente porque no quieres engordar!

Pero en la dieta Ceto, la grasa es tu Macro número uno, y debes consumir mucho. Si te preocupa que las grasas no sean saludables, consulta el Capítulo 4 y vuelve a leer la sección sobre grasas buenas / grasas malas. Para asegurarte de comer las grasas más saludables, quédate con las grasas monoinsaturadas. Esto significa que estás eliminando los alimentos que tienen un sabor increíble, ya que la grasa saturada es la más deliciosa.

Te animo a seguir los planes de comidas del siguiente capítulo, porque cada día te proporciona muchos gramos de grasa y satisface la ingesta de Dieta Ceto. Mantén un diario de alimentos y sigue esta Macro, ¡ya que es la más importante!

Comer Demasiado o Muy a Menudo

¡Solo porque te animo a que comas muchos gramos de grasa y una buena cantidad de proteínas no significa que debas volverte loco y consumir mucha comida a la vez!

Creo que los restaurantes han contribuido a que la mayoría de los estadounidenses no entiendan realmente la porción adecuada y el tamaño de las porciones. Por ejemplo, una porción de pollo de 3 a 4 onzas es del tamaño de una baraja de cartas. Pero pide un plato de pollo en un restaurante, y sirven al menos el doble. ¡Ah, y olvídate del tamaño de las hamburguesas! Son enormes. Las porciones son demasiado grandes. Cuida tus porciones en la dieta Ceto. Comer demasiado de una sola cosa, pero especialmente los carbohidratos o las proteínas, te mantendrá alejado de la cetosis.

Cuando empiezas por primera vez con la dieta Ceto, comerás las 3 comidas regulares al día, además de una bebida, un bocadillo o un postre. Pero estar en cetosis ayuda a reducir el apetito voraz, así que no te sorprenda si se reduce a solo 2 o 2 ½ comidas al día. Evita naturalmente el hambre.

La Intolerancia a los Carbohidratos de Tu Cuerpo

La razón por la cual los porcentajes de macros son aproximados, es porque todos tienen una tolerancia a los carbohidratos ligeramente diferente. Es posible que esté haciendo la Dieta Ceto con un amigo y notas que él o ella puede comer 10 gramos más de carbohidratos que tú y aun así perder peso. El consumo de muchos carbohidratos también ha provocado un daño metabólico en el cuerpo, pero existe en diversos grados. Tu amigo podría experimentar un daño menor y tener una mejor tolerancia que tú, o viceversa.

La buena noticia es que cuanto más tiempo mantengas tu cuerpo en un estado de cetosis, más se adaptará a una dieta baja en carbohidratos. Puede que incluso descubras que uno o dos gramos adicionales de carbohidratos pueden infiltrarse y aun así mantenerte en la cetosis. Sin embargo, no hagas trampa durante al menos los dos primeros meses. Dale tiempo a tu cuerpo para que se adapte completamente.

¿Por qué No Estoy Perdiendo Peso?

Sí, puede ser frustrante dejar de lado todas las golosinas azucaradas que solías comer todo el tiempo, ¡y los números en la báscula no se están moviendo! Es una pendiente resbaladiza hacia la sensación de privación, lo que puede hacer que levantes las manos y te acerques directamente al pedazo de pan más cercano. ¡Detente!

Considera esto por un momento. Tu cuerpo podría estar en perfecto equilibrio. La energía que estás consumiendo está en un lado de la escala y la energía que estás gastando está en el otro lado. Si esos dos números son iguales, eso significa que no hay pérdida de peso. Obtendrás los beneficios en tu salud en este estado igualado. Para aumentar la pérdida de peso, haz un poco de ejercicio (pero solo después de que hayan desaparecido los síntomas de la gripe ceto). Un par de caminatas diarias alrededor de la cuadra podrían ser todo lo que necesitas para inclinar la balanza a tu favor.

Puede que tampoco estés completamente en cetosis. Verifica con uno de los monitores ceto para estar seguro. Si aún estás experimentando la Gripe Keto, ese es el culpable. Vuelve al seguimiento diligente de tus macros.

¡Ayuda! ¡Mi Colesterol está Fuera de Control!

Entonces, has ido al médico, se han realizado las pruebas y ahora te han dicho que tanto tus niveles de colesterol HDL como LDL han aumentado considerablemente. ¡No hay motivo de alarma! Alrededor de un tercio de los dietistas Ceto experimentan esto.

Sin embargo, el cuerpo realmente utiliza el colesterol como una sustancia para la reparación y la curación, similar a la proteína. Es una ayuda en general. Por lo tanto, cuando tus niveles de colesterol LDL aumentan podría ser una respuesta a más reparaciones en tu cuerpo. ¡Eso es bueno! Tu cuerpo ahora está trabajando para reparar el daño metabólico por comer demasiados carbohidratos.

Por lo tanto, no te preocupes por los niveles de colesterol. No significa que la placa se está acumulando en tus arterias o que tus órganos están en riesgo. Solo indica que el colesterol LDL está trabajando duro para repararlo.

El Estilo de Vida Ceto

Si te sales de la cetosis, no es el fin del mundo. Puedes volver a rastrear tus Macros, rechazar los carbohidratos y azúcares y buscar grasas más saludables en cualquier momento.

Ahora estas completamente preparado e informado sobre lo que se necesita para que la dieta Ceto sea un éxito. Es más, un estilo de vida, ya que pasarás cada día preparando y comiendo de una manera completamente nueva. La dieta ceto favorece a aquellos que se mantienen con ella durante un largo período de tiempo. Tu cuerpo se adaptará más y más, perderá peso, se sentirá mejor y también será más saludable.

Ahora es el momento de darte una de las herramientas más útiles de este libro: un plan de comidas. En el siguiente capítulo, obtendrás 8 semanas de comidas, divididas en dos planes de comidas diferentes. ¡Son 56 días de comer de la dieta Ceto! No te deseo nada más que éxito para ti en este viaje hacía la salud.

Capítulo 7:
El Plan Alimenticio de 4 Semanas

Tener estos dos excelentes planes de comidas en este capítulo garantiza tu éxito en la dieta cetogénica. Obtén dos planes, cada uno por cuatro semanas:

1. Plan básico de comidas: cuatro semanas de desayuno, almuerzo, merienda, cena y opciones de postres.
2. Plan de comidas de 30 minutos: cuatro semanas de comidas rápidas para familias ocupadas. ¡Comida en la mesa en 30 minutos o menos!

Verás que algunas recetas se superponen entre los dos planes de comidas. Ambas son enteramente amigables a la dieta cetogénica. Consulta el Apéndice para ver las listas de la compra de ambos planes de comidas, divididos en intervalos de dos semanas para que sea más fácil y económico comprar.

¡El plan básico de comidas te ayudará a comenzar tu viaje hacia el estilo de vida Ceto! Cada día incluye tres comidas más una merienda, postre o bebida. Cada receta enumera las calorías y las macros, más la suma de estas. El plan de comidas se basa en una ingesta diaria de 1500 a 2,000 calorías (más o menos 100 calorías) y una proporción Macro aproximada de 70% a 80% de grasa, 10% a 20% de proteínas y 5% a 10% de carbohidratos.

Plan básico de comidas de 4 semanas

		Plan de comidas – Semana 1		
Día	Desayuno	Almuerzo	Cena	Bocadillos / Postre	Calorías / Macros
1	Batido de Fresa y Leche de Vaca 301 cal 28,6 g de grasa 2,8 g de proteínas 9 g de carbohidratos	Ensalada de Cilantro, camarones y aguacate 529 cal 35,6 g de grasa 26 g de proteínas 5 g de carbohidratos	Espinacas rellenas de bacalao 407 cal 13,7 g de grasa 65,6 g de proteínas 1 g de carbohidratos	Galletas de semillas y guacamole 280 cal 24 g de grasa 8 g de proteínas 3 g de carbohidratos	Calorías: 1517 Grasa: 101,9 g Proteínas: 82,4 g Carbohidratos netos: 18 g
2	Smoothie de coco Macadamia Tazón 362 cal 33,5 g de grasa 3,2 g de proteínas 8 g de carbohidratos	Crema de puerros con galletas de semillas 175 cal 14,5 g de grasa 4,3 g de proteínas 3 g de carbohidratos	Pollo asado (1 porción) con mantequilla y Espárragos 280 cal 30 g de grasa 14 g de proteínas 3 g de carbohidratos	Bombas de almendra grasa de mantequilla (2) 378 cal 38,2 g de grasa 6,4 g de proteínas 2.8 g de carbohidratos	Calorías: 1195 Grasa: 116,2 g Proteínas: 31,1 g Carbohidratos netos: 18,2 g
3	Batido de mantequilla de almendras 483 cal 34,6 g de grasa 5,5 g de proteínas 4 g de carbohidratos	Ensalada de pollo 367 cal 25 g de grasa 34 g de proteínas 2 g de carbohidratos	Tazón de Fajita de Res 360 cal 12 g de grasa 48 g de proteínas 11 g de carbohidratos	Pan de semillas nórdico 369 cal 31,5 g de grasa 10 g de proteínas 5 g de carbohidratos	Calorías: 1579 Grasa: 103,1 g Proteínas: 85,5 g Carbohidratos netos: 22 g

4	Huevos Benedict Ceto con salsa holandesa rápida

757 cal

68 g de grasa

35 g de proteínas

5 g de carbohidratos | Ensalada asiática con aderezo de nueces asiático

579 cal

55,4 g de grasa

5 g de proteínas

9 g de carbohidratos | Pasta de pollo, aguacate y pesto

440 cal

40 g de grasa

36 g de proteínas

3 g de carbohidratos | Bomba de grasa de mantequilla de almendras

189 cal

19,1 g de grasa

3,2 g de proteínas

1.4 g de carbohidratos | Calorías: 1965

Grasa: 182,5 g

Proteínas: 79,2 g

Carbohidratos netos: 18,4 g |
| 5 | Frittata de carne de res (de carne vacuna sobrante de las Fajitas)

584 cal

42 g de grasa

39 g de proteínas

9.7 g de carbohidratos | Aguacate y ensalada de pollo

663 cal

55 g de grasa

28 g de proteínas

6 g de carbohidratos | Chuletas de cerdo con papas y habas verdes

481 cal

37 g de grasa

39 g de proteínas

2 g de carbohidratos | Apio y mantequilla de almendras

230 cal

18 g de grasa

8 g de proteínas

4 g de carbohidratos | Calorías: 1958

Grasa: 152 g

Proteína: 114 g

Carbohidratos netos: 21,7 g |
| 6 | Aguacate, pesto y huevos

404 cal

37 g de grasa

4 g de proteínas

4.6 g de carbohidratos | Ensalada con chuletas de cerdo

681 cal

57,9 g de grasa

29 g de proteínas

9 g de carbohidratos | Hamburguesa de Cordero Griego

542 cal

40 g de grasa

36 g de proteínas

5 g de carbohidratos | Batido de chocolate

575 cal

44 g de grasa

34 g de proteínas

3 g de carbohidratos | Calorías: 2202

Grasa: 178,9 g

Proteína: 103 g

Carbohidratos netos: 21,6 g |

| 7 | Batido de vainilla

669 cal

70,8 g de grasa

5,5 g de proteínas

4 g de carbohidratos | Hamburguesas de cordero envuelta en lechuga

513 cal

37 g de grasa

34 g de proteínas

9 g de carbohidratos | Pollo tailandés con coco y Curry Rojo

310 cal

26 g de grasa

14 g de proteínas

7 g de carbohidratos | Pudín de Frambuesa y Chía

642 cal

50 g de grasa

15,9 g de proteínas

8 g de carbohidratos | Calorías: 2134

Grasa: 183,8 g

Proteínas: 69,4 g

Carbohidratos netos: 28 g |

Plan de Comidas - Semana 2

Día	Desayuno	Almuerzo	Cena	Bocadillos / Postre	Calorías / Macros
8	2 huevos (cualquier estilo) y 2 tiras de tocino con café a prueba de balas

585 cal

56,5 g de grasa

21 g de proteínas

3 g de carbohidratos | Crema de champiñones

222 cal

15,6 g de grasa

7,8 g de proteínas

11 g de carbohidratos | Chuletas de cordero con salsa de mantequilla y mostaza
429 cal
27 g de grasa
25 g de proteínas
9 g de carbohidratos | Galletas de semillas y guacamole

280 cal

24 g de grasa

8 g de proteínas

3 g de carbohidratos | Calorías: 1516
Grasa: 123,1 g
Proteínas: 61,8 g
Carbohidratos netos: 26 g |
| 9 | Batido de Pink Power
310 cal
29,9 g de grasa
3,8 g de proteínas
9 g de carbohidratos | Ensalada de salmón con limón, Tomillo y Vinagreta

402 cal

21,1 g de grasa

41,7 g de proteínas

9.1 g de carbohidratos | Mantequilla pollo asado indio con la coliflor

592 cal

52 g de grasa

24 g de proteínas

6 g de carbohidratos | Pan de semillas nórdico

369 cal

31,5 g de grasa

10 g de proteínas

5 g de carbohidratos | Calorías: 1673

Grasa: 134,5 g

Proteínas: 79,5 g

Los carbohidratos netos: 29,1 g |

10	Desayuno de Embutidos 326 cal 28 g de grasa 19 g de proteínas 0 g de carbohidratos	Sopa cremosa de tomate 135 cal 10,1 g de grasa 2,5 g de proteínas 6 g de carbohidratos	Pechugas de Pollo rellenas de Queso de cabra 646 cal 44,5 g de grasa 55,9 g de proteínas 3 g de carbohidratos	Dulce de Frambuesa y Chocolate 74 cal 8,1 g de grasa 0,6 g de proteínas 0,9 g de carbohidratos	Calorías: 1181 Grasa: 90,7 g Proteína: 78 g Carbohidratos netos: 9,9 g
11	Champiñones y tocino al sartén 591 cal 47,7 g de grasa 36 g de proteínas 3 g de carbohidratos	Ensalada italiana picada 469 cal 44 g de grasa 14 g de proteínas 4 g de carbohidratos	Carne rellena de tomare 350 cal 15,5 g de grasa 36 g de proteínas 5 g de carbohidratos	Bomba de Grasa Mediterránea 155 cal 15 g de grasa 3 g de proteínas 1.2 g de carbohidratos	Calorías: 1565 Grasa: 122,2 g Proteína: 89 g Carbohidratos netos: 13,2 g
12	Smoothie de coco y Tazón de nueces de la India 362 cal 33,5 g de grasa 3,2 g de proteínas 8 g de carbohidratos	Ensalada estilo halibut 740 cal 40 g de grasa 95 g de proteínas 7 g de carbohidratos	Huevos al horno con col y tomate 187 cal 15,3 g de grasa 9 g de proteínas 3 g de carbohidratos	Batido de vainilla 669 cal 70,8 g de grasa 5,5 g de proteínas 4 g de carbohidratos	Calorías: 1958 Grasa: 159,6 g Proteína: 112,7 g Carbohidratos netos: 22 g

13	Huevos y pimientos 298 cal 26,2 g de grasa 11,9 g de proteínas 4 g de carbohidratos	Ensalada de col rizada 322 cal 30,9 g de grasa 2,9 g de proteínas 9 g de carbohidratos	Tacos de pescado 740 cal 40 g de grasa 95 g de proteínas 7 g de carbohidratos	Nueces de la India Saladas 224 cal 22 g de grasa 3 g de proteínas 1 g de carbohidratos	Calorías: 1584 Grasa: 119,1 g Proteína: 112,8 g Carbohidratos netos: 21 g
14	Bistec de carne 705 cal 58,7 g de grasa 36,4 g de proteínas 4 g de carbohidratos	Ensalada Nicosia 273 cal 20 g de grasa 23 g de proteínas 2 g de carbohidratos	Pollo con Especias 524 cal 33,9 g de grasa 44 g de proteínas 5 g de carbohidratos	Fondue 376 cal 32 g de grasa 19,5 g de proteínas 4.4 g de carbohidratos	Calorías: 1878 Grasa: 144,6 g Proteína: 122,9 g Carbohidratos netos: 15,4 g

Plan de comidas - Semana 3					
Día	Desayuno	Almuerzo	Cena	Bocadillos / Postre	Calorías / Macros
15	Emelec Caprese 393 cal 35,9 g de grasa 11,3 g de proteínas 6 g de carbohidratos	Restos de pollo con especias 524 cal 33,9 g de grasa 44 g de proteínas 5 g de carbohidratos	Carne de kebab 219 cal 15,7 g de grasa 16 g de proteínas 2 g de carbohidratos	Paletas de Pudín de Chía, fresa 277 cal 24,9 g de grasa 5 g de proteínas 3 g de carbohidratos	Calorías: 1413 Grasa: 110,4 g Proteínas: 76,3 g Carbohidratos netos: 16 g

16	Queso crema y crepas con hierbas y salmón ahumado con eneldo 417 cal 35,8 g de grasa 20 g de proteínas 3 g de carbohidratos	Carne y ensalada de aguacate con aderezo de cilantro 663 cal 44 g de grasa 50 g de proteínas 7 g de carbohidratos	Pollo tailandés con coco y Curry Rojo 310 cal 26 g de grasa 14 g de proteínas 7 g de carbohidratos	Batido de leche de oro 460 cal 25,3 g de grasa 1,7 g de proteínas 1.4 g de carbohidratos	Calorías: 1850 Grasa: 131,1 g Proteínas: 85,7 g Carbohidratos netos: 18,4 g
17	Frittata cubana 282 cal 21,6 g de grasa 17,7 g de proteínas 3 g de carbohidratos	Aguacate y ensalada de pollo 663 cal 55 g de grasa 28 g de proteínas 6 g de carbohidratos	Estofado de carne 450 cal 30,4 g de grasa 35 g de proteínas 4.5 g de carbohidratos	Pan de semillas nórdico 369 cal 31,5 g de grasa 10 g de proteínas 5 g de carbohidratos	Calorías: 1764 Grasa: 138,5 g Proteínas: 90,7 g Carbohidratos netos: 18,5 g
18	Pan del germen nórdico 434 cal 40 g de grasa 32 g de proteínas 4 g de carbohidratos	Calabacín caliente y ensalada de queso de cabra 395 cal 35,5 g de grasa 14,8 g de proteínas 6 g de carbohidratos	Halibut con costra Parmesana 266 cal 14,8 g de grasa 30 g de proteínas 1.2 g de carbohidratos	Galletas de mantequilla de almendras 98 cal 10 g de grasa 4 g de proteínas 1.4 g de carbohidratos	Calorías: 1193 Grasa: 115,5 g Proteínas: 80,8 g Carbohidratos netos: 12,6 g

19	Huevos escoceses 442 cal 46 g de grasa 25 g de proteínas 0 g de carbohidratos	Sopa cremosa de coliflor y marisco 540 cal 52 g de grasa 28 g de proteínas 7 g de carbohidratos	Kebab de pollo 270 cal 17,2 g de grasa 25 g de proteínas 2 g de carbohidratos	Tahini con verduras 555 cal 58,5 g de grasa 4 g de proteínas 8 g de carbohidratos	Calorías: 1807 Grasa: 173,7 g Proteína: 82 g Carbohidratos netos: 17 g
20	Batido de Fresa y leche vaca 301 cal 28,6 g de grasa 2,8 g de proteínas 9 g de carbohidratos	Ensalada con Vieira, hongos, queso de cabra y vinagreta 498 cal 38,8 g de grasa 32,7 g de proteínas 4.4 g de carbohidratos	Carne Vindaloo 436 cal 30,4 g de grasa 35 g de proteínas 3,5 g de carbohidratos	Galletas de semillas y guacamole 280 cal 24 g de grasa 8 g de proteínas 3 g de carbohidratos	Calorías: 1515 Grasa: 121,8 g Proteínas: 78,5 g Carbohidratos netos: 19,9 g
21	Tortilla de Queso crema y salmón ahumado 731 cal 61,9 g de grasa 40,9 g de proteínas 3,5 g de carbohidratos	Crema de champiñones 222 cal 15,6 g de grasa 7,8 g de proteínas 11 g de carbohidratos	Pasta de pollo, aguacate y pesto 440 cal 40 g de grasa 36 g de proteínas 3 g de carbohidratos	Pudín de Frambuesa y Chía 642 cal 50 g de grasa 15,9 g de proteínas 8 g de carbohidratos	Calorías: 2035 Grasa: 167,5 g Proteína: 100,6 g Carbohidratos netos: 25,5 g

Día	Desayuno	Almuerzo	Cena	Bocadillos / Postre	Calorías / Macros
		Plan de comidas - Semana 4			
22	2 huevos (cualquier estilo), 2 tiras de tocino, y café a prueba de balas\n\n585 cal\n\n56,5 g de grasa\n\n21 g de proteínas\n\n3 g de carbohidratos	Wrap de Pollo\n\n415 cal\n\n32,1 g de grasa\n\n26,3 g de proteínas\n\n5.3 g de carbohidratos	Bacalao con Cocos Tailandeses\n\n482 cal\n\n34 g de grasa\n\n42,5 g de proteínas\n\n5 g de carbohidratos	Bomba de grasa de mantequilla de almendras\n\n189 cal\n\n19,1 g de grasa\n\n3,2 g de proteínas\n\n1.4 g de carbohidratos	Calorías: 1671\n\nGrasa: 141,7 g\n\nProteína: 93 g\n\nCarbohidratos netos: 14,7 g
23	Batido de mantequilla de almendras\n\n300 cal\n\n31 g de grasa\n\n7 g de proteínas\n\n4 g de carbohidratos	Wraps de lechuga con coco tailandés y bacalao\n\n592 cal\n\n46 g de grasa\n\n35 g de proteínas\n\n6 g de carbohidratos	Hamburguesas de Queso relleno\n\n681 cal\n\n44,7 g de grasa\n\n63,1 g de proteínas\n\n3.7 g de carbohidratos	Papas fritas de habas verdes\n\n113 cal\n\n6 g de grasa\n\n9 g de proteínas\n\n2 g de carbohidratos	Calorías: 1686\n\nGrasa: 127,7 g\n\nProteína: 114,1 g\n\nCarbohidratos netos: 15,7 g
24	Tortilla de champiñones y queso de cabra\n\n818 cal\n\n74,1 g de grasa\n\n35,8 g de proteínas\n\n3 g de carbohidratos	Ensalada de col rizada\n\n322 cal\n\n30,9 g de grasa\n\n2,9 g de proteínas\n\n9 g de carbohidratos	Res china Ceto y brócoli\n\n273 cal\n\n17 g de grasa\n\n24 g de proteínas\n\n3 g de carbohidratos	Batido de chocolate\n\n575 cal\n\n44 g de grasa\n\n34 g de proteínas\n\n3 g de carbohidratos	Calorías: 1988\n\nGrasa: 166 g\n\nProteínas: 96,7 g\n\nCarbohidratos netos: 18 g

25	Sándwich de Aguacate 698 cal 61 g de grasa 24,1 g de proteínas 5.5 g de carbohidratos	Sopa cremosa de tomate 135 cal 10,1 g de grasa 2,5 g de proteínas 6 g de carbohidratos	Lubina con jamón y hierbas 586 cal 16,2 g de grasa 40 g de proteínas 6 g de carbohidratos	Galletas de mantequilla de almendras 98 cal 10 g de grasa 4 g de proteínas 1.4 g de carbohidratos	Calorías: 1517 Grasa: 97,3 g Proteínas: 70,6 g Carbohidratos netos: 18,9 g
26	Batido Pink Power 310 cal 29,9 g de grasa 3,8 g de proteínas 9 g de carbohidratos	Carne y ensalada de aguacate 663 cal 44 g de grasa 50 g de proteínas 7 g de carbohidratos	Pechugas de Pollo rellenas de Queso de cabra 646 cal 44,5 g de grasa 55,9 g de proteínas 3 g de carbohidratos	Apio y mantequilla de almendras 230 cal 18 g de grasa 8 g de proteínas 4 g de carbohidratos	Calorías: 1849 Grasa: 136,4 g Proteína: 117,7 g Carbohidratos netos: 23 g
27	Huevos y pimientos 298 cal 26,2 g de grasa 11,9 g de proteínas 4 g de carbohidratos	Restos de Pechugas de Pollo rellenas de Queso de cabra 646 cal 44,5 g de grasa 55,9 g de proteínas 3 g de carbohidratos	Taco de carne y aguacate 650 cal 53 g de grasa 40 g de proteínas 6 g de carbohidratos	Verduras con mayonesa picante 90 cal 10 g de grasa 0 g de proteínas 0 g de carbohidratos	Calorías: 1684 Grasa: 133,7 g Proteína: 107,8 g Carbohidratos netos: 13 g
28	Batido de chocolate 575 cal 44 g de grasa 34 g de proteínas 3 g de carbohidratos	Crema de puerros 175 cal 14,5 g de grasa 4,3 g de proteínas 3 g de carbohidratos	Pasta con pollo aguacate y Pesto 440 cal 40 g de grasa 36 g de proteínas 3 g de carbohidratos	Pan de semillas nórdico 369 cal 31,5 g de grasa 10 g de proteínas 5 g de carbohidratos	Calorías: 1559 Grasa: 130 g Proteínas: 84,3 g Carbohidratos netos: 14 g

Los hogares ocupados apreciaran el plan de comida rápida de 30 minutos. ¡Este es excelente para personas que hacen dieta Ceto con una familia, con un trabajo exigente, o cuando es verano y hace demasiado calor para estar en la cocina!

Plan de Comidas Rápidas de 4 semanas de 30 minutos

Plan de Comidas – Semana 1				
Día	Desayuno	Almuerzo	Cena	Bocadillos / Postre	Calorías / Macros
1	Batido de Fresa y leche vaca 301 cal 28,6 g de grasa 2,8 g de proteínas 9 g de carbohidratos	Ensalada de Cilantro, camarones y aguacate 529 cal 35,6 g de grasa 26 g de proteínas 5 g de carbohidratos	Carne rellena de tomates 350 cal 15,5 g de grasa 36 g de proteínas 5 g de carbohidratos	Bomba de grasa de mantequilla de almendras 189 cal 19,1 g de grasa 3,2 g de proteínas 1.4 g de carbohidratos	Calorías: 1369 Grasa: 98,8 g Proteína: 68 g Carbohidratos netos: 20,4 g
2	Smoothie de coco y Tazón de Nueces de la India 362 cal 33,5 g de grasa 3,2 g de proteínas 8 g de carbohidratos	Crema de champiñones 222 cal 15,6 g de grasa 7,8 g de proteínas 11 g de carbohidratos	Tazón de carne de fajitas de res 360 cal 12 g de grasa 48 g de proteínas 11 g de carbohidratos	Bomba de grasa mediterránea 155 cal 15 g de grasa 3 g de proteínas 1.2 g de carbohidratos	Calorías: 1099 Grasa: 76,1 g Proteína: 62 g Los carbohidratos netos: 29 g

3	Batido de mantequilla de almendras 300 cal 31 g de grasa 7 g de proteínas 4 g de carbohidratos	Wrap de lechugas y carne de Fajita de res 513 cal 37 g de grasa 34 g de proteínas 9 g de carbohidratos	Pasta de pollo, aguacate y pesto 440 cal 40 g de grasa 36 g de proteínas 3 g de carbohidratos	Tahini y Verduras 43 cal 3,9 g de grasa 0,7 g de proteínas 0,3 g de carbohidratos	Calorías: 1296 Grasa: 111,9 g Proteínas: 77,7 g Carbohidratos netos: 16,3 g
4	Frittata de carne de res 584 cal 42 g de grasa 39 g de proteínas 9.7 g de carbohidratos	Ensalada asiática con aderezo y nueces asiáticas 579 cal 55,4 g de grasa 5 g de proteínas 9 g de carbohidratos	Hamburguesa de Cordero Griego 542 cal 40 g de grasa 36 g de proteínas 5 g de carbohidratos	Batido de chocolate 575 cal 44 g de grasa 34 g de proteínas 3 g de carbohidratos	Calorías: 2280 Grasa: 181,4 g Proteína: 114 g Carbohidratos netos: 26,7 g
5	Batido de vainilla 669 cal 70,8 g de grasa 5,5 g de proteínas 4 g de carbohidratos	Aguacate y ensalada de pollo 663 cal 55 g de grasa 28 g de proteínas 6 g de carbohidratos	Bruschetta de Bacalao 341 cal 18,2 g de grasa 28,4 g de proteínas 3,5 g de carbohidratos	Pudín de Frambuesa y Chía 642 cal 50 g de grasa 15,9 g de proteínas 8 g de carbohidratos	Calorías: 2315 Grasa: 194 g Proteínas: 77,8 g Carbohidratos netos: 21,5 g

6	2 huevos (cualquier estilo) y 2 tiras de tocino con café a prueba de balas 585 cal 56,5 g de grasa 21 g de proteínas 3 g de carbohidratos	Hamburguesas de cordero envueltas en lechuga 513 cal 37 g de grasa 34 g de proteínas 9 g de carbohidratos	Pollo con coco tailandés y Curry Rojo 310 cal 26 g de grasa 14 g de proteínas 7 g de carbohidratos	Batido de chocolate 575 cal 44 g de grasa 34 g de proteínas 3 g de carbohidratos	Calorías: 1983 Grasa: 163,5 g Proteína: 103 g Carbohidratos netos: 22 g
7	Batido Pink Power 310 cal 29,9 g de grasa 3,8 g de proteínas 9 g de carbohidratos	Ensalada de salmón con limón, Tomillo y Vinagreta 402 cal 21,1 g de grasa 41,7 g de proteínas 9.1 g de carbohidratos	Champiñones y tocino al sartén 591 cal 47,7 g de grasa 36 g de proteínas 3 g de carbohidratos	Apio y mantequilla de almendras 230 cal 18 g de grasa 8 g de proteínas 4 g de carbohidratos	Calorías: 1533 Grasa: 116,7 g Proteínas: 89,5 g Carbohidratos netos: 25,1 g

Plan de Comidas - Semana 2				
Día	Desayuno	Almuerzo	Cena	C / Postre	Calorías / Macros
8	Omelet Caprese 393 cal 35,9 g de grasa 11,3 g de proteínas 6 g de carbohidratos	Ensalada Nicoise 273 cal 20 g de grasa 23 g de proteínas 2 g de carbohidratos	Carne rellena de tomates 350 cal 15,5 g de grasa 36 g de proteínas 5 g de carbohidratos	Dulce de Frambuesa y Chocolate 74 cal 8,1 g de grasa 0,6 g de proteínas 0,9 g de carbohidratos	Calorías: 1090 Grasa: 79,5 g Proteínas: 70,9 g Carbohidratos netos: 13,9 g
9	Desayuno de Embutidos 326 cal 28 g de grasa 19 g de proteínas 0 g de carbohidratos	Ensalada estilo Halibut 740 cal 40 g de grasa 95 g de proteínas 7 g de carbohidratos	Res china Ceto y brócoli 273 cal 17 g de grasa 24 g de proteínas 3 g de carbohidratos	Batido de leche de oro 460 cal 25,3 g de grasa 1,7 g de proteínas 1.4 g de carbohidratos	Calorías: 1799 Grasa: 110,3 g Proteína: 109,7 g Carbohidratos netos: 11,4 g
10	Queso crema y crepes de hierbas con salmón ahumado y eneldo 417 cal 35,8 g de grasa 20 g de proteínas 3 g de carbohidratos	Ensalada de huevo 242 cal 18,6 g de grasa 11,4 g de proteínas 8 g de carbohidratos	Tacos de pescado 740 cal 40 g de grasa 95 g de proteínas 7 g de carbohidratos	Nueces de la India 224 cal 22 g de grasa 3 g de proteínas 1 g de carbohidratos	Calorías: 1623 Grasa: 116,4 g Proteínas: 99,4 g Carbohidratos netos: 19 g

11	Huevos y pimiento 298 cal 26,2 g de grasa 11,9 g de proteínas 4 g de carbohidratos	Ensalada de col rizada 322 cal 30,9 g de grasa 2,9 g de proteínas 9 g de carbohidratos	Chuletas de cordero con salsa de mantequilla y mostaza 429 cal 27 g de grasa 25 g de proteínas 9 g de carbohidratos	Batido de vainilla 669 cal 70,8 g de grasa 5,5 g de proteínas 4 g de carbohidratos	Calorías: 1718 Grasa: 154,9 g Proteínas: 45,3 g Carbohidratos netos: 26 g
12	Panqueques de crema de limón 351 cal 30,3 g de grasa 6,7 g de proteínas 4 g de carbohidratos	Sobrantes chuletas de cordero 429 cal 27 g de grasa 25 g de proteínas 9 g de carbohidratos	Carne y ensalada de aguacate 663 cal 44 g de grasa 50 g de proteínas 7 g de carbohidratos	Pudín de Frambuesa y Chía 642 cal 50 g de grasa 15,9 g de proteínas 8 g de carbohidratos	Calorías: 2085 Grasa: 151,3 g Proteínas: 97,6 g Carbohidratos netos: 28 g
13	Smoothie de coco y tazón de nueces de la India 362 cal 33,5 g de grasa 3,2 g de proteínas 8 g de carbohidratos	Crema de champiñones 222 cal 15,6 g de grasa 7,8 g de proteínas 11 g de carbohidratos	Taco de Carne y aguacate 650 cal 53 g de grasa 40 g de proteínas 6 g de carbohidratos	Batido de chocolate 575 cal 44 g de grasa 34 g de proteínas 3 g de carbohidratos	Calorías: 1809 Grasa: 146,1 g Proteína: 85 g Carbohidratos netos: 28 g

| 14 | Sándwich de Aguacate

698 cal

61 g de grasa

24,1 g de proteínas

5.5 g de carbohidratos | Ensalada italiana picada

469 cal

44 g de grasa

14 g de proteínas

4 g de carbohidratos | Bacalao con Coco Tailandés

482 cal

34 g de grasa

42,5 g de proteínas

5 g de carbohidratos | Bomba de grasa de mantequilla de almendras

189 cal

19,1 g de grasa

3,2 g de proteínas

1.4 g de carbohidratos | Calorías: 1838

Grasa: 158,1 g

Proteínas: 83,8 g

Carbohidratos netos: 15,9 g |

Plan de Comidas - Semana 3					
Día	Desayuno	Almuerzo	Cena	C / Postre	Calorías / Macros
15	Tazón Ceto 489 cal 35 g de grasa 29 g de proteínas 4 g de carbohidratos	Wraps de lechuga con bacalao y coco tailandés 592 cal 46 g de grasa 35 g de proteínas 6 g de carbohidratos	Pasta de pollo, aguacate y pesto 440 cal 40 g de grasa 36 g de proteínas 3 g de carbohidratos	Batido de mantequilla de almendras 300 cal 31 g de grasa 7 g de proteínas 4 g de carbohidratos	Calorías: 1821 Grasa: 152 g Proteína: 107 g Carbohidratos netos: 17 g

16	Huevos con Aguacate y Pesto 404 cal 37 g de grasa 4 g de proteínas 4.6 g de carbohidratos	Ensalada de salmón con limón, Tomillo y Vinagreta 402 cal 21,1 g de grasa 41,7 g de proteínas 9.1 g de carbohidratos	Tazón de carne de fajitas de res 360 cal 12 g de grasa 48 g de proteínas 11 g de carbohidratos	Galletas de mantequilla de almendras 98 cal 10 g de grasa 4 g de proteínas 1.4 g de carbohidratos	Calorías: 1264 Grasa: 97,7 g Proteínas: 80,1 g Carbohidratos netos: 26,1 g
17	Huevos escoceses 442 cal 46 g de grasa 25 g de proteínas 0 g de carbohidratos	Wraps de lechuga con carne de res para fajitas 513 cal 37 g de grasa 34 g de proteínas 9 g de carbohidratos	Pollo tailandés coco Curry y Rojo 310 cal 26 g de grasa 14 g de proteínas 7 g de carbohidratos	Batido de Fresa y leche de vaca 301 cal 28,6 g de grasa 2,8 g de proteínas 9 g de carbohidratos	Calorías: 1566 Grasa: 137,6 g Proteínas: 75,8 g Carbohidratos netos: 25 g
18	Gachas de coco 400 cal 39 g de grasa 13 g de proteínas 5 g de carbohidratos	Ensalada de col rizada 322 cal 30,9 g de grasa 2,9 g de proteínas 9 g de carbohidratos	Tortilla de champiñones y queso de cabra 818 cal 74,1 g de grasa 35,8 g de proteínas 3 g de carbohidratos	Batido de chocolate 575 cal 44 g de grasa 34 g de proteínas 3 g de carbohidratos	Calorías: 2115 Grasa: 188 g Proteínas: 85,7 g Carbohidratos netos: 20 g

19	Huevos al horno con col y tomate

187 cal

15,3 g de grasa

9 g de proteínas

3 g de carbohidratos | Ensalada italiana picada

469 cal

44 g de grasa

14 g de proteínas

4 g de carbohidratos | Cangrejo relleno de aguacate

319 cal

25,7 g de grasa

9,4 g de proteínas

6 g de carbohidratos | Bomba de grasa mediterránea

155 cal

15 g de grasa

3 g de proteínas

1.2 g de carbohidratos | Calorías: 1130

Grasa: 100 g

Proteínas: 35,4 g

Carbohidratos netos: 14,2 g |
| 20 | Frittata cubana

282 cal

21,6 g de grasa

17,7 g de proteínas

3 g de carbohidratos | Ensalada Nicoise

273 cal

20 g de grasa

23 g de proteínas

2 g de carbohidratos | Hamburguesa de Cordero Griego

542 cal

40 g de grasa

36 g de proteínas

5 g de carbohidratos | Verduras con Tahini

555 cal

58,5 g de grasa

4 g de proteínas

8 g de carbohidratos | Calorías: 1652

Grasa: 140,1 g

Proteínas: 80,7 g

Carbohidratos netos: 18 g |
| 21 | Batido de vainilla

669 cal

70,8 g de grasa

5,5 g de proteínas

4 g de carbohidratos | Hamburguesa de Cordero envuelta en Lechuga

513 cal

37 g de grasa

34 g de proteínas

9 g de carbohidratos | Champiñones y tocino al sartén

591 cal

47,7 g de grasa

36 g de proteínas

3 g de carbohidratos | Papas fritas de habas verdes

113 cal

6 g de grasa

9 g de proteínas

2 g de carbohidratos | Calorías: 1886

Grasa: 161,5 g

Proteínas: 84,5 g

Carbohidratos netos: 18 g |

Semana 4 Plan de comidas				
Día	Desayuno	Almuerzo	Cena	C / Postre	Calorías / Macros
22	2 huevos (cualquier estilo), 2 tiras de tocino, y café a prueba de balas 585 cal 56,5 g de grasa 21 g de proteínas 3 g de carbohidratos	Ensalada verde con aderezo de diosa verde 316 cal 32 g de grasa 2 g de proteínas 2 g de carbohidratos	Bacalao con coco tailandés 482 cal 34 g de grasa 42,5 g de proteínas 5 g de carbohidratos	Batido de leche de oro 460 cal 25,3 g de grasa 1,7 g de proteínas 1.4 g de carbohidratos	Calorías: 1843 Grasa: 147,8 g Proteínas: 67,2 g Carbohidratos netos: 11,4 g
23	Omelet Caprese 393 cal 35,9 g de grasa 11,3 g de proteínas 6 g de carbohidratos	Wraps de lechuga y coco tailandés 482 cal 34 g de grasa 42,5 g de proteínas 5 g de carbohidratos	Carne rellena de tomates 350 cal 15,5 g de grasa 36 g de proteínas 5 g de carbohidratos	Dulce de Frambuesa y Chocolate 74 cal 8,1 g de grasa 0,6 g de proteínas 0,9 g de carbohidratos	Calorías: 1299 Grasa: 106,5 g Proteínas: 90,4 g Carbohidratos netos: 16,9 g
24	Huevos al horno con col y tomate 187 cal 15,3 g de grasa 9 g de proteínas 3 g de carbohidratos	Ensalada de cilantro, camarones y aguacate 529 cal 35,6 g de grasa 26 g de proteínas 5 g de carbohidratos	Pollo tailandés coco Curry Rojo 310 cal 26 g de grasa 14 g de proteínas 7 g de carbohidratos	Apio y mantequilla de almendras 230 cal 18 g de grasa 8 g de proteínas 4 g de carbohidratos	Calorías: 1256 Grasa: 94,9 g Proteína: 57 g Carbohidratos netos: 19 g

25	Gachas de coco 400 cal 39 g de grasa 13 g de proteínas 5 g de carbohidratos	Ensalada de pollo y Aguacate 663 cal 55 g de grasa 28 g de proteínas 6 g de carbohidratos	Bruschetta de bacalao 341 cal 18,2 g de grasa 28,4 g de proteínas 3,5 g de carbohidratos	Batido de chocolate 575 cal 44 g de grasa 34 g de proteínas 3 g de carbohidratos	Calorías: 1979 Grasa: 101,75 g Proteínas: 83,4 g Carbohidratos netos: 17,5 g
26	Huevos escoceses 442 cal 46 g de grasa 25 g de proteínas 0 g de carbohidratos	Ensalada italiana picada 469 cal 44 g de grasa 14 g de proteínas 4 g de carbohidratos	Res china Ceto y brócoli 273 cal 17 g de grasa 24 g de proteínas 3 g de carbohidratos	Bomba de grasa de mantequilla de almendras 189 cal 19,1 g de grasa 3,2 g de proteínas 1.4 g de carbohidratos	Calorías: 1373 Grasa: 126,1 g Proteínas: 66,2 g Carbohidratos netos: 8,4 g
27	Batido de mantequilla de almendras 300 cal 31 g de grasa 7 g de proteínas 4 g de carbohidratos	Pepinos rellenos de cangrejo 179 cal 17,4 g de grasa 3,1 g de proteínas 3 g de carbohidratos	Pasta de pollo, aguacate y pesto 440 cal 40 g de grasa 36 g de proteínas 3 g de carbohidratos	Nueces de la India 224 cal 22 g de grasa 3 g de proteínas 1 g de carbohidratos	Calorías: 1143 Grasa: 110,4 g Proteínas: 49,1 g Carbohidratos netos: 11 g
28	Panqueques de Crema de limón 351 cal 30,3 g de grasa 6,7 g de proteínas 4 g de carbohidratos	Ensalada de col rizada 322 cal 30,9 g de grasa 2,9 g de proteínas 9 g de carbohidratos	Chuletas de cordero con salsa de mostaza y mantequilla 429 cal 27 g de grasa 25 g de proteínas 9 g de carbohidratos	Batido de Fresa y leche de vaca 301 cal 28,6 g de grasa 2,8 g de proteínas 9 g de carbohidratos	Calorías: 1403 Grasa: 116,8 g Proteínas: 37,4 g Carbohidratos netos: 29 g

Capítulo 8:
C de Recetas Ceto

Después de mirar los planes de comidas en el capítulo anterior, ¡espero que estés emocionado sobre cocinar! En este capítulo, verás las siete secciones siguientes:

- Desayuno
- Sopas y ensaladas
- Carne de cerdo y aves de corral
- Ternera y cordero
- Mariscos
- Postres y bebidas
- Aperitivos y Guarniciones

Hay aquí más de 100 recetas para inspirarte. Piensa en ellos como puntos de entrada para tu nueva aventura cetogénica. Diviértete con ellas, experimenta con ellas, y hazlas tuyas.

¡Buen provecho!

Desayuno

Tazón de Desayuno Ceto

Lleno de proteína y sabor ¡este tazón de desayuno le mantendrá lleno y satisfecho por horas! Es muy bueno para ti y realmente delicioso.

Porción: 1

Tamaño de porción: Receta entera

Tiempo de preparación: 5 minutos

Tiempo de cocción: 5 minutos

ingredientes

> 2 huevos
>
> 50 g salmón ahumado
>
> 1/2 de aguacate
>
> 2 tazas de col rizada

1 cucharadita de aceite de oliva

1 cucharadita de aceite de coco

Instrucciones

Comienza por cortar y lavar la col rizada. Calienta una sartén a fuego medio con un poco de aceite de oliva y añade la col rizada durante unos 5 minutos. Mientras que la col rizada se saltea, prepara los huevos de la forma que más te guste (revueltos, Sunny Side Up, fritos, etc ...) Por último, corta una mitad de aguacate y mide unos 50 gramos de salmón ahumado. Una vez que todo está listo, combina todo en un recipiente ancho y disfruta.

Nutrición: 489 calorías, 35 g de grasa, 29 g de proteínas, 4g de carbohidratos

Gachas de coco

Estas gachas tienen una gran consistencia, y se cocinan con mucha facilidad.

Porción: 2

Tamaño de la porción: 1 taza

Tiempo de preparación: 5 minutos

Tiempo de cocción: 10 minutos

Ingredientes

¼ de taza de harina de coco

¼ de taza de lino de tierra

1 huevo batido

1 ½ tazas de agua

1 cucharada de mantequilla

2 cucharadas de crema de leche

1 cucharada de Stevia

Instrucciones

Mezcla juntos el agua, la harina de coco y de lino en una cacerola de tamaño mediano. Enciende la estufa a fuego alto hasta llegar a ebullición. Reduce el fuego a fuego lento y cocina hasta que empiece a espesar, aproximadamente a los 5 minutos. Agrega el huevo hasta que quede suave. Añade la mantequilla, crema y edulcorante de inmediato, y revuelve hasta que esté suave.

Nutrición: 400 calorías, 39 g de grasa, 13 g de proteínas, 5 g netos de carbohidratos

Tazón de Smoothie de Coco y Nuez de la India

¡Este batido placentero es una gran opción de desayuno o merienda! ¡Las cremosas y crujientes nueces de la India van muy bien con la leche de coco suave, dando a este tazón un montón de textura y sabor!

Porción: 1

Tamaño de la porción: Receta entera

Tiempo de preparación: 10 minutos

Tiempo de cocción: 0 minutos

Ingredientes

   ½ taza de leche de coco

   1 cucharadita de Stevia

   ¼ taza de nueces de Nueces de la India

   1 cucharada de coco rallado

   ¼ de cucharadita de sal

   1 de cucharadita de canela

Instrucciones

Bate juntos la crema de coco, la leche de coco, Stevia, la sal y la canela. Vierte la mezcla en un recipiente, y la parte superior con las nueces de la india y coco rallado. Sirve inmediatamente, o guardarlo en la nevera durante un máximo de un día.

   Nutrición: 362 calorías, 33,5 g de grasa, 3,2 g de proteínas, 8g neto de carbohidratos

Tortilla Caprese

¡Prueba esta deliciosa tortilla acompañada de croquetas de patata o salchichas! Esta es una receta de tortilla básica y se puede acompañar con todo tipo de ingredientes amigables al Ceto: espinacas y queso feta, setas y salchichas, tocino y cebolla, salsa mexicana, etc. diviértete en la cocina.

Porción: 2

Tamaño de la porción: Media receta

Tiempo de preparación: 5 minutos

Tiempo de cocción: 10 minutos

Ingredientes

   3 huevos

   ¼ de taza de mantequilla

   ¼ de taza de crema de leche

   ¼ de taza de queso mozzarella rallado

   2 cucharadas de queso parmesano

   4 tomates cherry, cortado por la mitad

Un puñado de albahaca, picada o menos

Instrucciones

Bate los huevos y la crema. Condimenta con sal y pimienta. Precalienta en un sartén mediano a fuego medio-alto, y derrite la mantequilla. Vierte la mezcla de huevo y déjalo cocer de 3-4 minutos. Voltéalo suavemente, y cocina el otro lado. Cubre con el queso, tomate y albahaca, y tapa con cuidado. Cocina otros 3-4 minutos. Cortar por la mitad. Sirve inmediatamente.

Nutrición: 393 calorías, 35,9 g de grasa, 11,3 g de proteínas, 6 gramos netos de carbohidratos

Tortilla de Champiñones y Queso de Cabra

¡Una receta francesa deliciosa y clásica! Se puede añadir un poco de chalotas en rodajas y una pizca de queso cheddar rallado light si tienes, también.

Porción: 2

Tamaño de la porción: Media Tortilla

Tiempo de preparación: 5 minutos

Tiempo de cocción: 10 minutos

ingredientes

6 huevos

½ taza de champiñones en rodajas

¼ libra de queso de cabra

2 cucharadas de mantequilla

1 cucharada de aceite de oliva

1 taza de crema espesa

Instrucciones

Bate los huevos y la crema. Precalienta un sartén mediano a fuego medio. Agrega un poco de aceite y derrite la mantequilla. Saltea los champiñones con una pizca de sal hasta que estén suaves, aproximadamente después de 1 minuto. Vierte la mezcla de huevo y cocina durante 3-5 minutos, hasta que la parte inferior se haya asentado. Voltea y cocina el otro lado. Agrega el queso de cabra en la parte superior, y dobla la tortilla. Sirve caliente.

Nutrición: 818 calorías, 74,1 g de grasa, 35,8 g de proteínas, 3 g de carbohidratos netos

Tortilla de Queso crema y Lox

Lox (también conocido por su término oficial, Salmón ahumado) ¡es alto en contenido de grasas y es un favorito para el desayuno! ¡Esta tortilla cremosa combina el queso crema con salmón ahumado y eneldo para una opción de desayuno rápido y divertido!

Porción: 2

Tamaño de la porción: ½ tortilla

Tiempo de preparación: 5 minutos

Tiempo de cocción: 10 minutos

Ingredientes

> ½ libra de salmón ahumado, cortado en tiras
>
> 2 cucharadas de mantequilla
>
> 6 huevos
>
> 1 taza de crema espesa
>
> ¼ de taza de queso crema
>
> Puñado de eneldo picado

Instrucciones

Precalienta un sartén mediano a fuego medio. Agrega el aceite y derrite la mantequilla. Mezcla los huevos y la crema con un poco de sal, y vierte la mezcla en un tazón. Permite que la parte inferior se cocine durante unos 3 minutos, y dale la vuelta. Cocina hasta que el otro lado se haya, por unos 3 minutos más. Vierte el queso crema sobre la parte superior, seguido por el salmón ahumado y el eneldo. Dobla la tortilla por la mitad. Cocina hasta que el queso comience a derretirse y supurar, por unos 3 minutos. Sirve caliente.

> Nutrición: 731 calorías, 61,9 g de grasa, 40,9 g de proteínas, 3,5 g de carbohidratos netos

Desayuno de Salchicha

¡El problema con las salchichas comprados en la tienda de es que normalmente están repletas de azúcar, rellenos de carbohidratos cargados, y otras cosas no amistosas con el Ceto! ¡Por suerte, hacer tu propia salchicha es muy fácil! Estas salchichas son deliciosas, llenas grasas buenas, y se pueden hacer en lotes y se mantienen en el refrigerador hasta por una semana, o en el congelador durante un máximo de 4 meses.

Porción: 4

Tamaño de la porción: 2

Tiempo de preparación: 5 minutos

Tiempo de cocción: 10 minutos

ingredientes

> 1 lb de carne de cerdo molida
>
> 1 cucharada de hierbas italianas
>
> 1/2 cucharada de ajo en polvo
>
> 1/2 cucharada de cebolla en polvo

2 cucharaditas de hinojo

1/2 cucharadita de sal

1/2 cucharadita de pimienta

Instrucciones

En un tazón grande, combina la carne molida de cerdo con todos los condimentos. Mezcla el condimento dentro de la carne, así como posibles y forman entonces 8 salchichas. Calienta un sartén a fuego medio y agrega el aceite de coco. Una vez que se funda el aceite de coco, agrega todas las salchichas o (si sólo pueden caber 4) reserva la mitad del aceita para el segundo lote. Fríe las salchichas durante 3-5 minutos de cada lado o hasta que estén bien cocidas y doradas en el exterior. Sírvelas calientes, o almacénalas en un recipiente hermético en el refrigerador hasta por una semana.

Nutrición: 326 calorías, 28 g de grasa, 19g de proteínas, 0g netos de carbohidratos

Huevos Escoceses

¡Los huevos escoceses son (tradicionalmente) huevos hervidos que han sido recubiertos de salchicha y pan rallado para después ser sofritos! ¡El huevo escocés perfecto es pegajoso en el centro, y crujientes por fuera con una gruesa capa de salchichas perfectamente sazonadas por todas partes! Usando la receta base para un desayuno de salchichas ¡estos huevos se acoplan de forma rápida y sencilla, y son el complemento perfecto para un brunch Ceto!

Porción: 4

Tamaño de porción: 1 huevo

Tiempo de preparación: 5 minutos

Tiempo de cocción: 10 minutos

Ingredientes

1 porción de salchicha sin cocer

4 huevos

1 taza de tiras molidas de cerdo

6 tazas de aceite para freír

Instrucciones

En una cacerola de tamaño mediano con 1 taza de agua en la parte inferior, hierve los huevos durante 4 minutos. Transfiérelos a un baño de hielo y deja que se enfríen. Pélalos con cuidado, asegurándote de no romper el huevo. Divide la carne de salchicha en cuatro partes, como si se tratara de hamburguesas, y el cúbrelas con cuidado cada parte alrededor de cada huevo. A continuación, vierte el aceite en una olla grande y calienta hasta una temperatura de 350 ° F en la estufa, utilizando un termómetro de dulces. Enrolla los huevos en las tiras de cerdo y fríe durante 2-4 minutos, hasta que los huevos empiezan a flotar. Retira del fuego, escurre sobre papel absorbente y sirve inmediatamente.

Nutrición: 442 calorías, 46 g de grasa, 25 g de proteínas, 0 g netos de carbohidratos

Huevos al Horno con Col y Tomate

¡Este sartén abundante es perfecto para una mañana fría! Puedes sustituir las espinacas para col rizada, pero asegúrate de que sea fresca.

Porción: 2

Tamaño de la porción: ½ sartén

Tiempo de preparación: 5 minutos

Tiempo de cocción: 10 minutos

Ingredientes

> ½ tomate, cortado en cubitos
>
> ¼ taza de col rizada picada
>
> 1 cucharadita de ajo en polvo
>
> 2 cucharadas de mantequilla
>
> 4 huevos
>
> 1 taza de crema
>
> 1 cucharadita de sal
>
> 1 cucharadita de pimienta
>
> 1 taza de queso parmesano rallado

Instrucciones

Precalienta el horno a 350F. Precalienta un sartén mediano a fuego medio. Derrite la mantequilla y saltea la col rizada, tomate, y mantequilla de ajo junto con la sal y la pimienta. Cocina hasta que la col rizada se ha marchitado ligeramente, aproximadamente durante 3 minutos. Vierte la crema y cocina por otros 3-4 minutos. Vierte la mezcla de manera uniforme en cuatro moldes. Rompe un huevo en cada cazuela, y cúbrelas con el queso. Coloca los moldes en una bandeja de horno y hornea durante 15 minutos hasta que los huevos estén cocidos y las yemas estén todavía líquidas y el queso esté burbujeando. Sirve caliente.

> Nutrición: 187 calorías, 15,3 g de grasa, 9 g de proteínas, 3 g netos de carbohidratos

Huevos con Pimientos

¡Estos huevos son adorables y tan fáciles de hacer! Son una variación del plato inglés Toad in a Hole, donde un huevo se cocina en un anillo de pan.

Porción: 2

Tamaño de la porción: 2 huevos

Tiempo de preparación: 5 minutos

Tiempo de cocción: 15 minutos

Ingredientes

> 1 pimiento verde, cortado en ¼" de anillos
>
> 4 huevos
>
> 3 cucharadas de mantequilla

Instrucciones

Precalienta un sartén mediano a fuego medio-alto. Derrite la mantequilla y agrega los pimientos. Rompe un huevo en cada anillo de pimienta y dejar cocer hasta que las claras estén cocidas y la yema está todavía líquida. Sazona con sal y pimienta y sírvelo caliente.

> Nutrición: 298 calorías, 26,2 g de grasa, 11,9 g de proteínas, 4 g neto de carbohidratos

Sartén de Desayuno de Carne de Vaca

¡Esta sartén abundante es perfecto para una mañana fría!

Porción: 2

Tamaño de la porción: ½ sartén

Tiempo de preparación: 5 minutos

Tiempo de cocción: 10 minutos

Ingredientes

> ½ pimiento verde, cortado en cubitos
>
> ½ tomate, cortado en cubitos
>
> ¼ de cebolla roja, cortada en cubitos
>
> ¼ de libra de carne molida
>
> 2 cucharadas de mantequilla
>
> 1 cucharada de aceite de oliva
>
> 1 cucharadita de comino molido
>
> 1 cucharadita de sal
>
> 4 huevos

Instrucciones

Precalienta un sartén mediano a fuego medio. Agrega aceite y derrite la mantequilla. Añade las verduras y saltea durante 2 minutos. Añade la carne y el comino, junto con la sal, y cocina hasta que se cocine la carne, por unos 3-4 minutos. Agrega los huevos, y cocina hasta que las claras se hayan cocinado y las yemas sigan líquidas, por unos 3 minutos. Sírvelo caliente.

Nutrición: 705 calorías, 58,7 g de grasa, 36,4 g de proteínas, 4 g netos de carbohidratos

Sartén de Champiñones y Tocino

Champiñones salteados y un delicioso tocino en una sartén acompañados de huevos llenos de proteína: hará que tu estomago este lleno por el resto del día. También puede ser una cena súper fácil de cocinar.

Porción: 1

Tamaño de la porción: Receta entera

Tiempo de preparación: 10 minutos

Tiempo de cocción: 10 minutos

Ingredientes

> 1 taza de champiñones, en rodajas
>
> 4 rebanadas de tocino, en cubitos
>
> 1 cucharadita de sal
>
> 1 huevo
>
> 1 cucharada de mantequilla

Instrucciones

Derrite la mantequilla en una sartén a fuego medio-alto. Añade los champiñones y tocino, y saltéalos hasta que estén bien cosidos – por unos 5 minutos. Agrega el huevo, mezclando bien. Condimenta con sal y pimienta.

> Nutrición: 591 calorías, 47,7 g de grasa, 36 g de proteínas, 3 g netos de carbohidratos

Sándwich de Desayuno de Pan del Germen Nórdico

¡Cuando tengas pan nórdico de semillas que te sobre, puedes combinarlo con los siguientes ingredientes para hacer tu propio sándwich de desayuno, excelente para las mañanas ocupadas durante la semana!

Porción: 1

Tamaño de la porción: Receta entera

Tiempo de preparación: 5 minutos

Tiempo de cocción: 5 minutos

Ingredientes

> 1 huevo batido
>
> 1 cucharadita de mayonesa
>
> 1 cucharadita de mostaza

1 puñado de rúcula

1 pieza de pan nórdico de semillas, cortado por la mitad

Instrucciones

Bate el huevo en un tazón pequeño, y la cúbrelo. Caliéntalo en microondas a máxima potencia durante 40 segundos, hasta que esté completamente cocido. Añada la mostaza y mayonesa sobre cada rebanada de pan de semillas. Haz un sándwich junto con el huevo y la rúcula. Sirve inmediatamente.

Nutrición: 434 calorías, 40 g de grasa, 32 g de proteínas, 4g de carbohidratos netos

Huevos Benedict Cepo

El pan de semillas nórdico es una gran alternativa al pan de molde ¡haciendo de esta receta clásica amigable al Ceto! Prepara la salsa holandesa por adelantado, y guárdalo en un recipiente hermético en el refrigerador hasta por cuatro días para tener un desayuno fácil de lunes a viernes. Para recalentar la salsa holandesa, simplemente pon el microondas a temperatura baja durante intervalos de 10 segundos hasta que esté caliente, o con un bátelo en un recipiente sobre agua hirviendo durante 10 minutos.

Porción: 1

Tamaño de la porción: Receta entera

Tiempo de preparación: 5 minutos

Tiempo de cocción: 5 minutos

ingredientes

1 porción de salsa holandesa rápida

1 huevo

¼ de taza de agua

1 porción de Pan de semillas Nórdico (de la sección de Snacks)

Instrucciones

Si haces la salsa holandesa a partir de cero, utiliza la receta salsa holandesa rápida. Si ya tienes esta salsa hecha en la nevera, sácala y colócala en un recipiente a prueba de calor. Pon una olla de agua a fuego lento, y coloca el recipiente sobre la parte superior, batiendo suavemente durante unos 5 minutos hasta que se caliente. Para un desayuno rápido y fácil, escalfa los huevos usando la técnica del microondas: vierte ¼ de taza de agua en un tazón para microondas. Agrega el huevo y cubre la taza con un plato. Calienta en microondas a máxima potencia durante 55 segundos. Para servir, pon el pan de semillas en un plato y coloca suavemente el huevo escalfado en la parte superior con una cuchara. Vierte la salsa holandesa sobre la parte superior. Sirve inmediatamente.

Nutrición: 757 calorías, 68 g de grasa, 35 g de proteínas, 5g netos carbohidratos

Salsa Holandesa Rápida

¡Esta salsa es el aderezo perfecto para los huevos Benedict Ceto, pero también se pueden ser utilizados a su discreción con salmón ahumado y tortitas de crema de queso, verduras asadas, o cualquier otra cosa!

Porción: 4

Tamaño de la porción: ¼ de la receta

Tiempo de preparación: 5 minutos

Tiempo de cocción: 5 minutos

Ingredientes

> 4 yemas de huevo
>
> 1 cucharada de jugo de limón
>
> ½ taza de mantequilla derretida
>
> 1 cucharadita de pimienta cayena
>
> 1 cucharadita de sal

Instrucciones

En un recipiente resistente al calor, bate las yemas de huevo y el jugo de limón bien hasta que estén ligeramente de color claro. Pon una olla de agua a fuego lento a fuego medio bajo. Coloca el recipiente con la mezcla de yema de huevo por encima de la olla de agua hirviendo, asegurándote de que la parte inferior del recipiente no toque el agua. Continúa batiendo rápidamente, y bate lentamente la mantequilla derretida, un pedazo a la vez, batiendo bien entre cada adición. Agregue la pimienta cayena y la sal. Déjala reposar.

> Nutrición: 260 calorías, 27,6 g grasa, 3g de proteína, 1g de carbohidratos netos

Huevos con Aguacate y Pesto

¡Esta receta divertida y llena de sabor utiliza los restos de la Pasta al Pesto con pollo y aguacate, para un desayuno de huevos divertido y crujiente al horno!

Porción: 1

Tamaño de la porción:

Tiempo de preparación: 5 minutos

Tiempo de cocción: 15 minutos

Ingredientes

> 1 porción de aguacate Pesto Pasta
>
> 1 cucharada de mantequilla

1 huevo

Instrucciones

Precalienta el horno a 350F. En una olla pequeña a fuego medio alto, derrite la mantequilla, y mezcla la Pasta con Pesto y Aguacate. Cocinar durante 3-4 minutos hasta que queden crujientes y fragantes. Transfiera la pasta crujiente a una cazuela pequeña, y presiona bien. Agrega el huevo en el centro de la pasta, y hornea durante 10 minutos. Sirve inmediatamente.

Nutrición: 404 calorías, 37 g de grasa, 4 g de proteínas, 4,6 g netos de carbohidratos

Crepes de Queso Crema y hierbas con Salmón Ahumado y Eneldo

¡Estas crepas saladas son ideales para un brunch, el desayuno o el almuerzo! ¡El salmón ahumado, el eneldo fresco y el queso crema complementan estas crepas perfectamente!

Porción: 4

Tamaño de la porción: 2-4 panqueques (dependiendo del tamaño de la crepa)

Tiempo de preparación: 5 minutos

Tiempo de cocción: 20 minutos

Ingredientes

1 taza de harina de almendras

½ cucharada de estragón seco

½ cucharada de tomillo seco

1 huevo batido

1 taza de crema espesa

1 cucharadita de polvo de hornear

¼ de cucharadita de sal

¼ de taza de mantequilla derretida

Para la salsa:

¼ de taza de queso crema

1 cucharadita de estragón seco

½ cucharadita de polvo de ajo

Para la cubierta:

4 oz de salmón ahumado

Un puñado de eneldo fresco, tomillo, albahaca o cebollino picado

Instrucciones

Comienza por hacer las crepas. Bate el huevo y la crema. Mezcla la harina de almendra, polvo de hornear, la sal y las hierbas. Agita la mezcla del huevo hasta que esté suave. Añade la mantequilla derretida. Rocía un poco de aceite en una sartén de tamaño mediano a fuego medio. ¡Añade un poco de la masa de las crepas (alrededor de 2 cucharadas por crepa) y ten cuidado de no saturar la bandeja! Deja que los panqueques se cocinen durante 2-3 minutos, hasta que las burbujas hayan estallado. Mueve suavemente, y cocina el otro lado durante otros 1-2 minutos. Deja reposar las crepas en un plato y continua hasta que utilices toda la masa. Mientras tanto, prepara la salsa (en un recipiente apto para microondas) y combina todos los ingredientes y calienta en microondas a máxima potencia durante 30 segundos. Bate todos los ingredientes juntos hasta que estén listos. Vuélvelo a poner en el microondas durante intervalos de 10 segundos hasta que alcance la consistencia deseada. Sirve a continuación.

Nutrición: 417 calorías, 35,8 g de grasa, 20 g de proteínas, 3 g netos de carbohidratos

Sándwich de Desayuno de Aguacate

¡Este sándwich de desayuno utiliza el aguacate como tapas como si fuera una hamburguesa, para hacer un sándwich de desayuno de aguacate sano, rico en grasas y bajo en carbohidratos! ¡Ten cuidado, sin embargo! ¡Este no es desayuno de sándwich para llevar! ¡Es desordenado en el buen sentido, pero es sin duda una de esas comidas que querrás sentarte y comerlo con algunas servilletas extra!

Porción: 1

Tamaño de la porción: 1 sándwich

Tiempo de preparación: 5 minutos

Tiempo de cocción: 10 minutos

Ingredientes

> 2 tiras de tocino cocinado
>
> 1 huevo
>
> 1 aguacate, cortado a la mitad
>
> 1 cucharadita de semillas de sésamo
>
> 1 rebanada de tomate
>
> 1 hoja de lechuga romana

Instrucciones

Rocía un poco de aceite en un sartén pequeño a fuego medio. Agrega el huevo, y fríe al punto de cocción deseado. Usa una mitad del aguacate como la base de tu emparedado, y la parte agrega el tomate y la lechuga romana, seguido por el huevo. Condimenta con sal y pimienta. Agrega la tapa de emparedado, y sazona con un poco más de sal y luego cúbrelo con las semillas de sésamo. Sirve inmediatamente.

Nutrición: 698 calorías, 61 g de grasa, 24,1 g de proteínas, 5,5 g de carbohidratos netos

Crepas de Crema de Limón

¡Las crepas esponjosas sabor a limón son perfectas para una mañana de fin de semana! La salsa de queso crema se complementa con el limón perfectamente.

Porción: 2

Tamaño de la porción: 1-2 panqueques

Tiempo de preparación: 5

Tiempo de cocción: 18 minutos

Ingredientes

> ¼ de taza de harina de almendras
>
> 2 cucharadas de harina de coco
>
> 1 cucharadita de polvo de hornear
>
> 1 cucharadita de Stevia
>
> 1 huevo batido
>
> ¼ de taza de leche de almendras o de coco
>
> 1 cucharadita de extracto de vainilla
>
> 1 limón, jugo y ralladura
>
> 1 cucharada de mantequilla derretida
>
> 2 cucharadas de aceite de coco

Para el glaseado:

> 2 cucharadas de queso crema
>
> 1 cucharadita de Stevia en polvo

Instrucciones

Bate juntos las harinas, el polvo de hornear, y la Stevia. Bate el huevo, el jugo de limón y leche de coco con el extracto de vainilla. Revuelve con la cáscara de limón, y luego añade la mezcla de harina, revolviendo hasta que se mezclen. Añade la mantequilla derretida. Precalienta una sartén a fuego medio-alto, y la agrega el aceite de coco. 1-2 cucharadas a la vez. Cocina 2-3 minutos, hasta que las burbujas han reventado. Voltea suavemente la crepa, y cocina el otro lado durante otros 1-2 minutos. A continuación, haz el glaseado. En un recipiente apto para microondas, calienta el queso crema hasta que se derrita – alrededor de 1 minuto. Bate con la Stevia en polvo. Rocía el glaseado caliente por todas partes las crepas.

Nutrición: 351 calorías, 30,3 g de grasa, 6,7 g de proteínas, 4 g netos de carbohidratos

Frittata de Carne de Res

¡Las Frittatas son una forma fácil y deliciosa de utilizar las sobras! Aunque frittatas típicamente se consumen para el desayuno, también hacen un maravilloso almuerzo o cena.

Porción: 1

Tamaño de la porción: Receta entera

Tiempo de preparación: 5 minutos

Tiempo de cocción: 15 minutos

Ingredientes

   1 huevo batido

   1 cucharada de crema de leche

   1 tazón de fajitas de res

Instrucciones

Precalienta el horno a 350F. Bate el huevo y la crema. Coloca el contenido de la carne de res en un molde para hornear y vierte la mezcla de huevo encima. Hornea durante 15 minutos, hasta que el huevo se cocine. Sirve caliente.

   Nutrición: 584 calorías, 42 g de grasa, 39 g de proteínas, 9,7 g netos de carbohidratos

Frittata cubana

¡Esta frittata se inspira en sándwiches cubanos y está lleno de jamón y queso! Prepara una gran tanda y mantéenlo en la nevera para sándwiches de desayuno o para aderezar ensaladas.

Porción: 4

Tamaño de la porción: ¼ frittata

Tiempo de preparación: 5 minutos

Tiempo de cocción: 25 minutos

Ingredientes

   4 huevos batidos

   1 taza de crema espesa

   ½ lb de jamón cocido y cortado en dados

   1 taza de mozzarella rallado

   1 tomate, cortado en dados

Instrucciones

Precalienta el horno a 350F. Bate el huevo y la crema. Mezcla el resto de los ingredientes. Hornea durante 25 minutos, hasta que el huevo se haya cocinado. Sirve caliente.

Nutrición: 282 calorías, 21,6 g de grasa, 17,7 g de proteínas, 3 g netos de carbohidratos

Sopas y ensaladas

Sopa Cremosa de Tomate

Esta sopa sabe cómo la sopa de tomate clásica que has disfrutado al crecer ¡pero con muchas más grasas para mantenerte en cetosis! ¡Sírvela con queso a la parrilla bajo en carbohidratos para hacerla una comida extra reconfortante!

Porciones: 6

Tamaño de la porción: 1 ½ tazas

Tiempo de preparación: 10 minutos

Tiempo de cocción: 40 minutos

Ingredientes:

2 latas de 14,5 onzas de tomates triturados (aproximadamente 4 tazas)

1 taza de caldo de pollo

½ cebolla, cortada en cubitos

1 diente de ajo picado

2 cucharaditas de sal

2 cucharaditas de pimienta

1 cucharadita de nuez moscada

1 cucharadita de tomillo

1 taza de crema

¼ de taza de mantequilla

Instrucciones:

Derrite la mantequilla en una olla grande a fuego medio alto. Añade la cebolla, el ajo, sal, pimienta, nuez moscada y tomillo. Saltea hasta que las cebollas queden suaves y fragantes, aproximadamente en 3 minutos. Añade los tomates y el caldo de pollo, hasta llegar a ebullición. Reduce el fuego y cocina a fuego lento por 20 minutos. Usa una batidora de inmersión y muele hasta que quede listo. Añade la crema y cocínalo a fuego lento otros 20 minutos. Sírvela caliente.

Nutrición: 135 calorías, 10,1 g de grasa, 2,5 g de proteínas, 6 g de carbohidratos netos

Crema de Puerros

¡Esta sopa es un clásico francés y muy reconfortante! ¡Sírvela junto a un trozo de baguette crujiente bajo en carbohidratos para una experiencia clásica francesa!

Porciones: 6

Tamaño de la porción: 1 ½ tazas

Tiempo de preparación: 10 minutos

Tiempo de cocción: 40 minutos

Ingredientes:

> 1 puerro, sólo la parte blanca, picada
>
> ½ cebolla, cortada en cubitos
>
> 1 diente de ajo picado
>
> 4 tazas de caldo de pollo
>
> 1 cucharada de tomillo
>
> 1 taza de crema
>
> ¼ de taza de mantequilla
>
> 1 cucharadita de sal
>
> 1 cucharadita de pimienta
>
> ½ taza de gruyere rallado

Instrucciones:

Derrite la mantequilla en una olla grande a fuego medio alto. Añade el puerro, cebolla, ajo, sal, pimienta y tomillo. Saltea hasta que los puerros y las cebollas estén suaves y fragantes, en aproximadamente 5 minutos. Añade el caldo y llévalo a ebullición. Reduce el fuego y cocina a fuego lento por 20 minutos. Usa una batidora de inmersión, hasta que el puré este liso. Añade la crema y cocina a fuego lento por otros 20 minutos. Agrega el queso. Sírvelo caliente.

> Nutrición: 175 calorías, 14,5 g de grasa, 4,3 g de proteínas, 3 g de carbohidratos netos

Crema de Champiñones

Los hongos son increíblemente bajos en carbohidratos y tienen mucho sabor ¡por lo que es un gran ingrediente para incorporar en tus comidas ceto! Esta sopa está llena de rica crema, queso parmesano y aceite de coco para ser un gran golpe de grasa buena.

Porciones: 2

Tamaño de la porción: 1 ½ tazas

Tiempo de preparación: 10 minutos

Tiempo de cocción: 0 minutos

Ingredientes:

  8 oz de setas cremini y en rodajas finas

  1 tallo de apio picado

  ½ cebolla picada

  1 cucharada de aceite de coco

  1 cucharada de tomillo picado

  1 cucharadita de tomillo seco

  ½ cucharada de sal

  ½ cucharada de pimienta

  ½ taza de caldo de verduras o caldo de pollo

  1 taza de crema

  3 cucharadas de queso parmesano, rallado

Instrucciones:

Precalienta una olla de tamaño mediano a fuego medio. Añade el aceite de coco, champiñones, apio, cebolla, tomillo, sal y pimienta. Sofríe por 2 minutos, hasta que esté suave y fragante. Añade el caldo y cocina hasta que hierva. Reduce el fuego a bajo, y cocina a fuego lento por 30 minutos. Añade la crema, y continua la cocción por otros 10 minutos. Agrega el queso parmesano. Prueba y sazona con sal y pimienta. Sírvelo caliente, o transfiérelo a un recipiente hermético y guarda en la nevera hasta por 3 semanas.

  Nutrición: 222 calorías, 15,6 g de grasa, 7,8 g de proteínas, 11 g de carbohidratos netos

Sopa Cremosa de Coliflor y Mariscos

¡Esta sopa es rica, cremosa, y perfectamente sabrosa! ¡Esta es una gran manera de utilizar las recetas de pescados de sobra como Red Pepper Cod!

Porción: 6

Tamaño de la porción: ¾ taza

Tiempo de preparación: 5 minutos

Tiempo de cocción: 30 minutos

Ingredientes

  4 rebanadas de tocino en cubitos

  ½ cebolla cortada en cubitos

  2 cucharadas de mantequilla

  1 cucharada de aceite de oliva

3 dientes de ajo, picado

1 cucharadita de paprika

1 cucharadita de tomillo

2 tazas de caldo de pollo

½ cabeza de coliflor picada

1 taza de crema espesa

¼ de libra de pescado blanco cocido

3 vieiras cocidas y en cubitos

¼ lb de camarón en cubitos

¼ lb cocinado carne de cangrejo rallado

1 tomate cortado en dados

Instrucciones

Precalienta una olla grande a fuego medio. Rocía el aceite de oliva, y derrite en la mantequilla. Cocina los trozos de tocino por alrededor de un minuto en la mantequilla. Añade la cebolla y el ajo, junto con la paprika y el tomillo, y saltea por un minuto más, hasta que estén blandas. Añade la coliflor y el caldo de pollo, y lleva a ebullición. Reduce el fuego a bajo, y cocina a fuego lento por 20 minutos. Usa una batidora de inmersión, hasta que el puré esté liso. Añade el pescado, tomate y crema. Déjalo reposar otros 5-10 minutos. Sirve caliente.

Nutrición: 540 calorías, 52 g de grasa, 28 g de proteínas, 7 gramos netos de carbohidratos

Ensalada Nicoise

Esta ensalada parece complicada, pero todos los componentes individuales se pueden preparar con antelación. El atún se puede cocinar hasta con un día de antelación y cortar justo antes de servir, al igual que los huevos duros. El aderezo puede ser preparado con una semana de antelación también. Cocina las judías verdes con antelación y mantenlos en un recipiente hermético - es posible que desees hacer esto en lotes. ¡Las judías verdes son una excelente opción de bocadillos de bajo contenido de carbohidratos, y una maravillosa adición a la mayoría de las ensaladas!

Porción: 1

Tamaño de la porción: Receta toda

Tiempo de preparación: 5 minutos

Tiempo de cocción: 20 minutos

Ingredientes

1 filete de 8 onzas de atún con sésamo

6 judías verdes

4 tomates cherry

2 huevos

¼ de pepino en rodajas

1 taza de col rizada, picada

2 cucharadas de mostaza de Dijon

¼ de taza de aceite de oliva

1 cucharadita de tomillo seco

Instrucciones

Hierve agua en una olla. Hierve los huevos durante unos 6 minutos, hasta que estén duros. Déjalos enfriar completamente antes de pelar. Drena el atún y se sazona con sal y pimienta. Precalienta una sartén pequeña a fuego medio alto. Rocía un poco de aceite de oliva, y dora el atún durante aproximadamente 1 minuto por cada lado. Transfiere el atún a una tabla seca y déjalo enfriar completamente antes de rebanar. Trae otra olla de agua salada a hervir y escalda los granos durante aproximadamente un minuto. Escurre y transfiérelos a un baño de hielo hasta que estén listo para su uso. A continuación, mezcla la mostaza, tomillo y aceite de oliva en un tazón grande. Prueba, y sazona con sal y pimienta, según sea necesario. Mezcla la col rizada en el aderezo, y a continuación, transfiérela a un plato. Pon el atún en el plato, y añade encima de las judías verdes. Añade las habas, pepino y tomate en la parte superior. Pela los huevos, cortarlos por la mitad, y ponlos en la parte superior de la ensalada.

Nutrición: 273 calorías, 20 g de grasa, proteínas 23g, 2g neto de carbohidratos

Ensalada Picada Italiana

¡Esta ensalada picada es tan fácil de integrar y es muy versátil! ¡Acompáñala en tus carnes adobadas favoritas y verduras! Esta ensalada se mantendrá en la nevera durante un máximo de 5 días, por lo que puedes hacer un gran lote y tenerlo a la mano para una merienda o almuerzo rápido.

Porción: 2

Tamaño de la porción: Media receta

Tiempo de preparación: 15 minutos

Tiempo de cocción: 0 minutos

Ingredientes

12 hojas de lechuga romana picada

2 oz de jamón cortado en cintas

2 oz de salami picado

¼ taza de corazones de alcachofa picados

¼ taza de aceitunas

1 jalapeño en rodajas

1 cucharada de aceite de oliva

1 cucharada de jugo de limón o vinagre de vino blanco

1 cucharada de hierbas italianas

Instrucciones

En un tazón grande, mezcla el aceite de oliva, jugo de limón y hierbas. Mezcla el resto de los ingredientes, asegurándote de que todo esté bien mezclado. Condimenta con sal y pimienta. Sirve inmediatamente o almacena en un recipiente hermético en el refrigerador hasta por 5 días.

Nutrición: 469 calorías, 44 g de grasa, proteínas 14g, 4 g netos de carbohidratos

Ensalada de Cilantro, Camarones, Lima y Aguacate

¡Esta ensalada es un tazón para el verano! El aguacate cremoso se realza muy bien a los camarones picantes.

Porción: 1

Tamaño de la porción: Receta entera

Tiempo de preparación: 5 minutos

Tiempo de cocción: 5 minutos

ingredientes

6 camarones, limpios y pelados

½ limón, jugo y ralladura

1 cucharada de aceite de aguacate

½ cucharadita de polvo de ajo

2 cucharadas de cilantro, finamente picado

½ aguacate, cortado en cubitos

1 cucharadita de sal

1 jalapeño, en cubitos

3 cebollas verdes, en rodajas finas

3 de cereza tomates, cortados por la mitad

Instrucciones

Precalienta una sartén de tamaño mediano a fuego medio alto. Mezcla el jugo de limón, la ralladura, aceite de aguacate, ajo en polvo, y cilantro. Mezcla los camarones en el adobo, y transfiera al sartén. Cocina aproximadamente 1 minuto por cada lado, hasta que los camarones son opacos y firmes. Mezcla la cebolla verde, aguacate, jalapeños y tomates juntos, y sazona con sal. Cubre con el camarón. Sirve inmediatamente.

Nutrición: 529 calorías, 35,6 g de grasa, 26g de proteínas, 5g netos de carbohidratos

Ensalada de Vieiras y Hongos con Vinagreta de Queso de Cabra

¡Esta combinación puede parecer un poco rara, pero funciona! Las vieiras cremosas se yuxtaponen muy bien con el tocino salado, hongos carnosos y la vinagreta picante y cremosa del queso de cabra que une todo.

Porción: 2

Tamaño de la porción: la mitad de la receta

Tiempo de preparación: 5 minutos

Tiempo de cocción: 15 Minutos

Ingredientes

> 6 vieiras
>
> 2 rebanadas de tocino, en cubitos
>
> 1 cucharada de mantequilla
>
> 1 taza de champiñones mezclados en rodajas
>
> 1 cucharada de tomillo
>
> 2 onzas de queso de cabra
>
> 2 cucharadas de aceite de oliva
>
> 1 taza de rúcula
>
> ½ de jugo de limón

Instrucciones:

Precalienta un sartén mediano a fuego medio-alto. Cocina los trozos de tocino con la mantequilla. A continuación, retira el sartén y reserva. En el mismo sartén, saltea los champiñones con el tomillo y una pizca de sal hasta que estén blandos y fragantes, aproximadamente por 3 minutos. Saca el sartén y reserva. A continuación, sazona las vieras con sal y pimienta. En el mismo sartén, dora las vieiras durante unos 2-3 minutos por cada lado. Saca el sartén y reserva. Apaga el fuego y bate el queso de cabra, aceite de oliva y jugo de limón con la mantequilla. Vierte la vinagreta de queso de cabra en un recipiente grande y mezcla con la rúcula, champiñones y tocino. Mezcla bien al combinar. Para servir, pon la rúcula vestida en dos placas, y la parte superior con 3 vieiras en cada uno. Sirve caliente.

> Nutrición: 498 calorías, 38,8 g de grasa, 32,7 g de proteínas, 4,4 g netos de carbohidratos

Ensalada de Huevo

¡Esta ensalada es un refuerzo de energía instantánea y un gran almuerzo para llevar! Las sobras estarán bien en el refrigerador hasta por cinco días. Sirve sobre lechuga o con algunas verduras frescas. Tiene un buen sabor con galletas o también con pan de semillas nórdico.

Raciones: 4

Tamaño de la porción: ¼ de taza

Tiempo de preparación: 10 minutos

Tiempo de cocción: 10 minutos

Ingredientes:

> 8 huevos
>
> ½ taza de mayonesa
>
> 1 cebolla verde, cortada en rodajas finas
>
> 1 cucharadita de sal
>
> Mostaza
>
> Pepinillos
>
> Pimentón para adornar

Instrucciones:

Pon los huevos en una olla de tamaño medio y llena de agua. Lleva a ebullición y hierve por unos 10 minutos, hasta que los huevos queden duros (se puede hacer hasta con tres días de antelación). Dejar enfriar la cáscara, y tritura ligeramente en un recipiente con el resto de los ingredientes. Espolvorea con pimentón rojo como guarnición. Sirve inmediatamente, o refrigera hasta 4 días.

> Nutrición: 242 calorías, 18,6 g de grasa, 11,4 g de proteínas, 8g de carbohidratos netos

Ensalada de Pollo

La ensalada de pollo es un alimento básico y clásico de verano. Esta receta tiene apio y las nueces crujientes. Se puede servir junto con pan de semillas nórdico o con galletas Ceto. Asada el pollo al horno la noche anterior, para que esté listo para triturar en la mañana.

Raciones: 4

Tamaño de la porción: 1/2 taza

Tiempo de preparación: 10 minutos

Tiempo de cocción: 0 minutos

Ingredientes:

> 3 tazas de pollo desmenuzado frío
>
> 1/2 taza de mayonesa con toda su grasa
>
> 1 cucharadita de mostaza de Dijon
>
> El jugo de medio limón

2 tallos de apio, en rodajas

¼ de taza de nueces picadas

1,5 cucharadas de perejil fresco picado

1 cucharada de eneldo picado

Sal y pimienta

Instrucciones:

Combina todos los ingredientes en un recipiente grande a excepción del pollo y las nueces. Revuelve bien. A continuación, añade el pollo y mezcla. Por último, añade las nueces y mezcla de nuevo. Añade sal, pimienta y condimentos al gusto. Sírvela fría con lechuga o con galletas.

Nutrición: 367 calorías, 25 g de grasa, 34g de proteínas, 2g de carbohidratos netos

Ensalada de Col Rizada

¡Esta ensalada baja en carbohidratos es para asegurarte de que está consumiendo las vitaminas y minerales que necesitas, sin dejar de cuidar tus macros! Es super crujiente, por lo que se mantendrá en el refrigerador con el aderezo por alrededor de un día sin ponerse soso. Esta ensalada es excelente de por sí sola, y va bien con pollo, cerdo, o carne.

Porciones: 1

Tamaño de la porción: 1 ½ tazas

Tiempo de preparación: 10 minutos

Tiempo de cocción: 0 minutos

Ingredientes:

1 taza de col rizada, picada

¼ de cebolla roja, cortada finamente

2 rábanos rallados

2 cucharadas de aceite de oliva

½ cucharada de mostaza de Dijon

½ cucharada de mayonesa

1 cucharadita de tomillo

1 cucharadita de sal

½ cucharadita de Stevia

Instrucciones:

En un tazón grande, mezcla el aceite de oliva, Dijon, mayonesa, el tomillo, la sal y la Stevia para hacer el aderezo. Mezcla bien con el resto de los ingredientes. Sirve inmediatamente, o mantenlo en un recipiente hermético en el refrigerador hasta por dos días.

Nutrición: 322 calorías, 30,9 g de grasa, 2,9 g de proteínas, 9 g de carbohidratos netos

Ensalada de Calabacín Caliente y Queso de Cabra

¡Esta fabulosa ensalada es baja en proteínas, alta en grasas y sorprendentemente sabrosa!

Porciones: 1

Tamaño de la porción: Receta entera

Tiempo de preparación: 10 minutos

Tiempo de cocción: 30 minutos

Ingredientes:

> ½ calabacín en rodajas
>
> 1 cucharada de aceite de oliva, dividido
>
> 1/2 taza de albahaca, picada
>
> 1 puñado de perejil picado
>
> 1 cucharadita de hierbas italianas (albahaca, orégano, perejil)
>
> 1 diente de ajo picado
>
> ½ cucharada de vinagre de vino blanco
>
> ¼ taza de tomates secados al sol
>
> 2 oz de queso de cabra
>
> ¼ taza de nueces

Instrucciones:

Precalienta el horno a 375F. Mezcla el calabacín con una cucharada de aceite de oliva y sazona con sal, pimienta y las hierbas italianas. Cocina en el horno durante 10 minutos. Mientras tanto, mezcla el ajo, hierbas, vinagre de vino blanco, y la segunda cucharada de aceite de oliva. Mezcla bien el resto de los ingredientes. Sirve inmediatamente.

Nutrición: 395 calorías, 35,5 g de grasa, 14,8 g de proteínas, 6 g de carbohidratos netos

Aderezo de Diosa Verde

¡Este aderezo es alto en grasas y sabor! ¡Perfecto para cubrir cualquier ensalada, o para usarse como dip para verduras!

Raciones: 4

Tamaño de la porción: ¼ de taza

Tiempo de preparación: 10 minutos

Tiempo de cocción: 0 minutos

Ingredientes:

    2 aguacates

    ¼ de taza de aceite de oliva

    1 cucharada de tomillo

    1 cucharada de vinagre de vino blanco

    1 cucharadita de sal

Instrucciones:

En una licuadora o procesador de alimentos, combina todos los ingredientes hasta que queden suaves. Almacena en un recipiente hermético en el refrigerador hasta por una semana.

    Nutrición: 316 calorías, 32 g de grasa, 2 g de proteínas, 2 g de carbohidratos netos

Aderezo Tailandés de Coco

¡Este aderezo está lleno de leche de coco y un sabor exótico! ¡Perfecto para acompañar ensaladas de estilo asiático, y también funciona como un adobo para el pollo o cerdo!

Raciones: 4

Tamaño de la porción: ¼ de taza

Tiempo de preparación: 10 minutos

Tiempo de cocción: 0 minutos

Ingredientes:

    1 aguacate

    2 latas de leche de coco

    3 chiles rojos picados

    1 diente de ajo picado

    1 puñado cilantro picado

    1 cucharadita de jengibre picado

    3 cebollas verdes picadas

Instrucciones:

En una licuadora o procesador de alimentos, combina todos los ingredientes hasta que queden suaves. Almacena en un recipiente hermético en el refrigerador hasta por una semana.

Nutrición: 247 calorías, 25 g de grasa, 2,6 g de proteínas, 3,8 g de carbohidratos netos

Aderezo de Nueces Asiático

¡Este aderezo es picante, cremoso y muy sabroso! Funciona bien en ensaladas de estilo asiático, así como adobo de carne de res, pollo o cerdo.

Raciones: 4

Tamaño de la porción: ¼ de taza

Tiempo de preparación: 10 minutos

Tiempo de cocción: 0 minutos

Ingredientes:

> ½ taza de mantequilla de almendras
>
> ½ taza de leche de coco
>
> 2 limones, el jugo y la ralladura
>
> 1 puñado de cilantro picado
>
> 3 cebollas verdes picadas
>
> 4 chiles rojas picados
>
> ¼ de taza de aceite de sésamo

Instrucciones:

En una licuadora o procesador de alimentos, combina todos los ingredientes hasta que queden suaves. Almacena en un recipiente hermético en el refrigerador hasta por una semana.

Nutrición: 205 calorías, 21,9 g de grasa, 1,3 g de proteínas, 1 g de carbohidratos netos

Aderezo de Cilantro y Lima

¡Este aderezo es perfecto para filetes y ensaladas de aguacate, pero funcionará en cualquier ensalada del estilo Southwest!

Raciones: 4

Tamaño de la porción: ¼ de taza

Tiempo de preparación: 10 minutos

Tiempo de cocción: 0 minutos

ingredientes:

½ taza de aceite de aguacate

4 limones, el jugo y la ralladura

2 tazas de cilantro fresco, picado

1 jalapeño, picado

Instrucciones:

En una licuadora o procesador de alimentos, combina todos los ingredientes hasta que queden suaves. Almacena en un recipiente hermético en el refrigerador hasta por una semana.

Nutrición: 60 calorías, 3,9 g de grasa, proteínas 1 g, 4 g de carbohidratos netos

Vinagreta de Tomillo y Limón

¡Este aderezo es un clásico francés y es realmente delicioso! ¡Utilízalo en una ensalada sencilla, o como un adobo para el pescado!

Raciones: 4

Tamaño de la porción: ¼ de taza

Tiempo de preparación: 10 minutos

Tiempo de cocción: 0 minutos

Ingredientes:

½ taza de aceite de oliva

4 limones, el jugo y la ralladura

4 tallos grandes de tomillo picado

1 cucharada de mostaza Dijon

Instrucciones:

En una licuadora o procesador de alimentos, combina todos los ingredientes hasta que queden suaves. Almacena en un recipiente hermético en el refrigerador hasta por una semana.

Nutrición: 60 calorías, 3,9 g de grasa, proteínas 1 g, 2 g de carbohidratos netos

Ensalada de Chuletas de Cerdo

¡Al usar las chuletas de cerdo que sobren, puedes crear esta divertida y fácil ensalada muy rápidamente! ¡Cambia los ingredientes para hacer realidad tu propia ensalada rellena de carne!

Porción: 1

Tamaño de la porción: Receta entera

Tiempo de preparación: 15 minutos

Tiempo de cocción: 0 minutos

Ingredientes

- 2 chuletas de cerdo cocidas, con 1" de grosor (1 onza cada uno)
- 1/4 taza de col rizada picada
- 3 tomates cherry a la mitad
- 1 huevo cocido
- ½ pepino en rodajas
- 2 cucharadas de aceite de oliva
- 1 cucharada de vinagre de vino blanco
- 2 cucharaditas de mostaza Dijon
- 1 cucharadita de tomillo
- 1 cucharadita de sal
- 1 cucharadita de pimienta

Instrucciones

Comienza por cortar la chuleta de cerdo finamente, y reserva. A continuación, mezcla el aceite de oliva, el vinagre, la mostaza, el tomillo, la sal y la pimienta en un tazón grande, y añade la col rizada. Mezcla bien para combinar. Mezcla las rodajas de tomates cherry, pepino y cerdo. Corta en mitades el huevo duro pelado y añádelo a la ensalada. Sirve inmediatamente, o guardarlo en la nevera durante un máximo de 24 horas.

Nutrición: 681 calorías, 57,9 g de grasa, 29 g de proteínas, 9 gramos netos de carbohidratos

Ensalada de Aguacate y Pollo

¡Esta rica y cremosa ensalada se puede comer por sí sola, o envuelta en lechuga para una opción sana, y a la mano! ¡Usa condimentos para satisfacer tus propios gustos - si te gustan las cosas más picantes, agrega jalapeño o salsa picante! ¡Si prefieres una ensalada con más hierbas, añade tus hierbas frescas o secas favoritas!

Porción: 1

Tamaño de la porción: Receta toda

Tiempo de preparación: 5 minutos

Tiempo de cocción: 0 minutos

Ingredientes

- 1 aguacate, cortado en dados
- 4 oz de pechuga de pollo, cocido y en rodajas
- aceite de coco 1 cucharada

2 cucharaditas de sal

1 cucharada de jugo de limón

1 cucharadita de cáscara de lima

Instrucciones

Mezcla todos los ingredientes en un recipiente, asegurándote de triturar el aguacate y pollo juntos para hacer una mezcla cremosa. Prueba y sazona si es necesario. Sirve inmediatamente, o disfrutar por un máximo de 4 horas.

Nutrición: 663 calorías, 55 g de grasa, 28 g de proteínas, 6 g netos de carbohidratos

Ensalada Asiática

Esta ensalada super sencilla se hace con el aderezo nueces asiático y con ingredientes super frescos. ¡Si lo deseas, puedes agregar un trozo de pollo o carne de cerdo por encima!

Porciones: 2

Tamaño de la porción: ½ receta

Tiempo de preparación: 10 minutos

Tiempo de cocción: 10 minutos

Ingredientes:

2 porciones del aderezo de nueces asiático

¼ de taza de germen de soja

¼ de zanahoria rallada

¼ de pimiento rojo, finamente rebanado

1 aguacate, cortado en dados

3 cebollas verdes, en rodajas finas

1 taza de setas shiitake

2 cucharadas de aceite de sésamo

Instrucciones:

Precalienta el horno a 375F. Mezcla los champiñones en el aceite de sésamo, y ponlos en una bandeja para hornear. Hornea durante 10 minutos. Mientras tanto, mezcla el resto de los ingredientes. Asegúrate de que el aderezo haya recubierto totalmente cada pieza. Cuando los hongos se cocinen, reserva de inmediato. Sirve inmediatamente, o mantenlos en un recipiente hermético hasta por 3 días.

Nutrición: 579 calorías, 55,4 g de grasa, 5 g de proteínas, 9 g de carbohidratos netos

Ensalada de Salmón, Limón y Tomillo

¡Esta ensalada es hermosa y delicada, y es la comida perfecta para un día de verano!

Porción: 2

Tamaño de la porción: 1 filete de pescado

Tiempo de preparación: 5 minutos

Tiempo de cocción: 25 minutos

Ingredientes

> 2 piezas de 4 oz de salmón
>
> 1 cucharada de aceite de oliva
>
> 1 cucharadita de tomillo
>
> 1 cucharadita de nuez moscada
>
> ½ coliflor cabeza, cortado en floretes
>
> 4 judías verdes
>
> ½ tomate, cortado en gajos
>
> 1 huevo hervido y cortado por la mitad
>
> ½ pimiento verde, cortado en tiras
>
> 2 tazas de rúcula
>
> 2 porciones de Vinagreta de limón y tomillo

Instrucciones

Precalienta el horno a 350F. Baña con aceite el pescado, y sazona con el tomillo, nuez moscada y una pizca de sal. Hornea por 25 minutos. Mientras tanto, pon una olla grande de agua salada a hervir y cocina las flores de coliflor durante 3 minutos. Transfiere a un baño de hielo. Cocina las judías verdes en la misma agua durante 1 minuto, y luego transfiere a un baño de hielo. Mezcla la rúcula con el aderezo, y colócalo en dos platos. Coloca la mitad del huevo duro en cada plato, seguido de los gajos de tomate, las judías verdes y la coliflor. Añade al pescado. Sirve inmediatamente.

> Nutrición: 402 calorías, 21,1 g de grasa, 41,7 g de proteínas, 9,1 g netos de carbohidratos

Ensalada de Pescado Halibut Estilo Baja

¡Esta ensalada es genial, fresca y llena de color! El pescado que te sobre puede ser utilizado en la lechuga para envolverlo y hacer Tacos de pescado.

Porción: 2

Tamaño de la porción: 1 filete de pescado

Tiempo de preparación: 5 minutos

Tiempo de cocción: 25 minutos

Ingredientes

- 2 piezas de 4 oz de pescado halibut
- 1 cucharada de aceite de oliva
- 1 cucharadita de orégano
- 1 cucharadita de ajo en polvo
- 1 cucharadita de sal
- 2 tazas de rúcula
- 1 tomate, cortado en dados
- ½ pimiento, cortado en cubitos
- 1 jalapeño, en cubitos
- ¼ de cebolla roja, en rodajas
- 1 aguacate, cortado en dados
- 2 porciones Aderezo de Cilantro y Lima

Instrucciones

Precalienta el horno a 350F. Baña con aceite el pescado, y sazona con el orégano, el ajo y una pizca de sal. Hornea por 25 minutos. Mezcle la rúcula con el aderezo, y coloca en dos platos. Cubre con las verduras restantes y con el pescado. Sirve inmediatamente o mantén las sobras en un recipiente hermético en el refrigerador hasta por dos días.

Nutrición: 740 calorías, 40 g de grasa, 95 g de proteínas, 7 gramos netos de carbohidratos

Carne y Ensalada de Aguacate

¡Esta ensalada es ligera, sabrosa y está llena de grasas buenas! ¡Es perfecto para un almuerzo frío de verano!

Porciones: 2

Tamaño de la porción: Media receta

Tiempo de preparación: 10 minutos

Tiempo de cocción: 15 minutos

Ingredientes:

- 1/4 lb de filete de flanco, cortado en tiras

1 cucharada de aceite de oliva

1 cucharada de polvo de jalapeños

1 cucharadita de sal

¼ de cebolla roja, en rodajas

1 aguacate, cortado en dados

½ tomate, cortado en cubitos

1 porción de aderezo de cilantro y limón

Instrucciones:

Precalienta una sartén grande a fuego medio. Mezcla la carne con el aceite de oliva y el jalapeño en polvo, y fríe hasta que estén completamente cocinados – por unos 3 minutos aproximadamente. Pasa a un bol el resto de los ingredientes y mezcla bien. Sirve inmediatamente. También podrías envolverlos en hojas de lechuga con queso Monterrey Jack y salsa para hacer wraps de lechuga.

Nutrición: 663 calorías, 44 g de grasa, 50 g de proteínas, 7 gramos netos de carbohidratos

Carne de cerdo y aves de corral

Muslos de Pollo

¡Los Muslos de Pollo son deliciosos y están llenos de grasas buenas! ¡Disfrútalos sobre arroz de coliflor para una experiencia caribeña amigable con el Ceto!

Porción: 4

Tamaño de la porción: 1 muslo de pollo

Tiempo de preparación: 5 minutos

Tiempo de cocción: 45 minutos

Ingredientes

4 muslos de pollos, con hueso y piel

3 cucharadas de pimienta de Jamaica

½ cucharada de jengibre

2 dientes de ajo picado

½ cebolla, cortada en cubitos

2 chiles Bonnet, picados

1 cucharadita de canela

1 cucharada de tomillo

¼ taza de vino blanco seco

2 tazas de caldo de pollo

2 cucharadas de aceite de coco

Instrucciones

Precalienta el horno a 375F. Combina la pimienta, el jengibre, la canela y el tomillo, y frota en el pollo. Precalienta una olla en la estufa a fuego medio-alto y funde el aceite de coco. Añade la cebolla, el ajo, y los chiles Bonnet. Saltea por 1 minuto. Añade el pollo y caldo de pollo. Traslada al horno y cocina por 40 minutos.

Nutrición: 524 calorías, 33,9 g de grasa, 44 g de proteínas, 5 g netos de carbohidratos

Pollo Tailandés con Coco y Curry Rojo

Este es un plato tan fragante y fácil de hacer, donde se pueden hacer sustituciones en función de lo que tienes. Puedes usar camarones, carne de res o cerdo en lugar del pollo. Prueba la de pasta de curry amarillo o verde en lugar del rojo. Utiliza cualquier combinación de verduras frescas Ceto que prefieras.

Porción: 4

Tamaño de la porción: ¼ de la receta

Tiempo de preparación: 10 minutos

Tiempo de cocción: 20 minutos

Ingredientes

1 cucharada de aceite de oliva

2 cucharadas de pasta de curry rojo (o amarillo o verde)

13,5 oz leche de coco entera

½ taza de caldo de pollo

1/8 de cucharadita de Stevia

1 cucharada de salsa de pescado

1b de pollo sin hueso y sin piel cortado en trozos de 1"

3 tazas grandes de verduras frescas cortadas (pimientos verdes, brócoli,

coliflor, cebolla, col china, tomate, calabacín, etc.)

1 cucharada de albahaca fresca cortada en rodajas finas (opcional)

Chorrito de limón fresco

Instrucciones

Pon tu sartén grande o wok a fuego medio. Calienta el aceite de oliva. Cuando caliente, añade la pasta de curry y saltea con una cuchara de madera durante 1 ½ - 2 minutos hasta que quede fragante. Vierte toda la lata de leche de coco y el caldo de pollo. Eleva la temperatura a medio-alto. Llévalo a fuego lento. Luego agrega la Stevia (no más de 1/8 de cucharadita o al gusto) y la salsa de pescado hasta que esté bien mezclado. Añade la carne y todas las verduras y revuelve para cubrir todo en el curry. Cocina a fuego lento sin tapar durante 5-7 minutos hasta que el pollo esté bien cocido. Retíralo del calor. Agrega la albahaca y unas gotas de limón fresco. También puedes añadir la cebolleta en rodajas y una pizca de cilantro fresco finamente picado.

Nutrición: 310 calorías, 26 g de grasa, 14 g de proteínas, 7 g netos de carbohidratos

Pollo con Mantequilla India y Coliflor Asada

¡Si vives en un clima frío, no hay nada más reconfortante que calentarse con comida india! Puedes encontrar el garam masala en las tiendas asiáticas o en línea. Esta receta está llena de pollo, mantequilla y especias. Es delicioso. Utiliza manteca para aumentar la cantidad de grasas.

Porciones: 6

Tamaño de la porción: 1/6 receta

Tiempo de preparación: 30 minutos

Tiempo de cocción: 30 minutos

Ingredientes

> 1 2/3 lbs de muslos de pollo sin hueso
>
> 1 tomate, sin corazón
>
> 1 cebolla amarilla
>
> 2 cucharadas de jengibre
>
> 2 dientes de ajo pelados
>
> 1 cucharada de pasta de tomate
>
> 1 cucharada de condimentos Garam Masala
>
> ½ cucharada de cilantro molido
>
> ½ cucharada polvo de chile
>
> 1 cucharadita de sal
>
> ¾ taza de crema de leche
>
> 3 oz de mantequilla o mantequilla clarificada india

Para la Coliflor:

> 1 lb de coliflor, picada en trozos de tamaño pequeño
>
> ½ cucharadita de cúrcuma

½ cucharada de semilla de cilantro

½ cucharadita de sal

¼ de cucharadita de pimienta negro

2 oz de mantequilla derretida

Instrucciones

En una licuadora o procesador de alimentos, mezcla el tomate, cebolla, jengibre, ajo, pasta de tomate, y las especias - garam masala, cilantro, chile en polvo y la sal. Mezcla hasta que esté suave. Añade la crema de leche y revuelve. Vierte la mezcla en un bol y añade el pollo cortado hasta que esté bien cubierto. Cubre con papel plástico y deja marinar en la nevera durante al menos 20 minutos. Podrías marinar durante varias horas para infundir el sabor. Cuando esté listo para cocinar, calienta una sartén grande a fuego medio-alto con 1 onza de la mantequilla. Añade el pollo a la sartén y fríe en cada lado durante varios minutos. A continuación, vierte el resto de la salsa sobre el pollo, junto con las otras 2 onzas de mantequilla. Pon el fuego a medio y deja que hierva a fuego lento durante 15 minutos hasta que el pollo esté completamente cocido. Para la coliflor, precalienta el horno a 400F. Coloca la coliflor picada sobre una bandeja de horno de aluminio o bandeja de horno. Espolvorea los condimentos y la mantequilla. Hornear durante 15 minutos. Sirve el pollo con mantequilla sobre la coliflor y decora con cilantro fresco y yogur sin azúcar simple.

Nutrición: 592 calorías, 52 g de grasa, proteínas 24g, neto 6g carbohidratos

Pasta de Pollo, Aguacate y Pesto

Esta es una receta de cena rápida y fácil que de principio a fin estará sobre la mesa en 30 minutos. ¡Utiliza fideos de calabacín para imitar la pasta!

Porción: 2

Tamaño de la porción: Media receta

Tiempo de preparación: 15 minutos

Tiempo de cocción: 15 minutos

Ingredientes

2 calabacines, espiralizado o cortado en cintas

8 oz de pechuga de pollo en rodajas

1 cucharada de orégano

1 cucharada de ajo en polvo

1 cucharada de aceite de coco

1 aguacate

2 cucharadas de aceite de oliva virgen extra de

1/2 taza de agua

1/2 taza de albahaca

Sal y pimienta al gusto

Instrucciones

En una licuadora o procesador de alimentos, mezcla el aguacate, aceite de oliva, agua, y la albahaca. Deja reposar. En un sartén mediano a fuego medio alto, funde el aceite de coco. Añade en el ajo en polvo, las rebanadas de pollo y el orégano, revolviendo con frecuencia y cocina hasta que esté hecho, en unos 8 minutos. Añade la mezcla de aguacate y fideos de calabacín, mezclando todo bien. Cocina hasta que esté bien cocido, aproximadamente en 7 minutos.

Nutrición: 440 calorías, 40 g de grasa, 36g de proteínas, 3g de carbohidratos

Kebab de Pollo

¡Los Kebabs son deliciosos y son un gran platillo para el verano, cuando se preparan a la parrilla! ¡Servirlos por su cuenta con un dip (como el Tahini verde) o con verduras para una comida completa!

Porción: 4

Tamaño de la porción: 1 pincho

Tiempo de preparación: 10 minutos

Tiempo de cocción: 30 minutos

Ingredientes

4 muslos de pollo sin hueso y sin piel de 3 oz, picado en trozos

¼ de cebolla roja, cortada en trozos

½ pimiento, cortado en trozos

1 cucharada de sal

1 cucharada de pimienta

1 cucharada de paprika

1 cucharadita de comino

3 cucharadas de aceite de oliva

Instrucciones

Precalienta el horno a 350F. Mezcla todos los ingredientes en un recipiente, asegurándote de que el aceite cubra todo. Usando cuatro pinchos, ensarta la carne y verduras uniformemente sobre cada pincho. Hornea durante 30 minutos, hasta que la carne se cocine completamente y las verduras estén suaves.

Nutrición: 270 calorías, 17,2 g de grasa, 25 g de proteínas, 2 g netos de carbohidratos

Wrap de Col Rizada y Pollo

¡Esta es una receta súper simple para usar restos de pollo cocido y algunos ingredientes simples! Es un gran almuerzo o una cena rápida entre semana.

Porción: 1

Tamaño de la porción: 1 wrap

Tiempo de preparación: 5 minutos

Tiempo de cocción: 30 minutos

Ingredientes

> 2 hojas grandes de col rizada
>
> 4 oz de pechuga de pollo, cocido y en rodajas
>
> ¼ de pimiento rojo, en rodajas
>
> 2 cucharadas de pasta de sésamo

Instrucciones

Comienza por lavar y secar las hojas de la col rizada, y colócalas en como si fueran un pergamino para que se superpongan en el medio. Coloca las rodajas de pollo y pimienta sobre la parte superior, y rocía generosamente pasta de sésamo. Sazona con sal y pimienta, y enrolla con la col rizada para hacer el wrap. Sirve inmediatamente, o mantenlo envuelto en el refrigerador hasta por 24 horas.

> Nutrición: 415 calorías, 32,1 g de grasas, 26,3 g de proteínas, 5,3 g de carbohidratos netos

Pechugas de Pollo Rellenas de Queso de Cabra

¡Estas pechugas de pollo son elegantes y deliciosas! Se pueden servir calientes o frías, y son una gran adición a las ensaladas.

Porción: 2

Tamaño de la porción: 1 pechuga de pollo

Tiempo de preparación: 15 minutos

Tiempo de cocción: 30 minutos

ingredientes

> 2 pechugas de pollo de 6 onzas
>
> 6 oz de queso de cabra
>
> 1 cucharada de crema
>
> 1 cucharada de tomillo secado

1 cucharada de paprika ahumada

1 cucharada de mantequilla

Instrucciones

Precalienta el horno a 350F. Corta la pechuga de pollo como si fuera un libro, y colócalo entre dos piezas en envoltura de plástico. Aplánalas ligeramente, y transfiera la pechuga aplanada a una bandeja para hornear forrada con papel. Continua con la segunda pechuga. A continuación, bate el queso de cabra, crema, tomillo y paprika con un poco de pimienta negro. Coloca con una cuchara un poco de la mezcla uniformemente en el centro de cada pechuga, y enrollarlos. A continuación, bate la mantequilla con un poco más de pimienta, pimentón y tomillo, y extiende la mezcla por todo el exterior del pollo. Hornea el pollo en el centro del horno durante 30 minutos. Dejar reposar 10 minutos, luego corta en medallones.

Nutrición: 646 calorías, 44,5 g de grasa, 55,9 g de proteínas, 3 g de carbohidratos netos

Ternera y cordero

Tomates Rellenos De Carne

¡Este clásico del medio oriente es una opción para la cena o para un almuerzo divertido! Sirve con una guarnición de verduras o acompañado de arroz de coliflor.

Porción: 2

Tamaño de la porción: 1 tomate

Tiempo de preparación: 5 minutos

Tiempo de cocción: 25 minutos

Ingredientes

½ libra de carne molida

1 cucharada de aceite de oliva

1 cucharadita de tomillo

1 cucharadita de paprika

1 diente de ajo picado

½ cebolla, cortada en cubitos

2 tomates grandes rojos

Instrucciones

Ahueca los centros de los tomates mediante quitando la parte interior suave. Precalienta el horno a 375F. Precalienta una sartén a fuego medio alto, y agrega aceite de oliva. Añade la cebolla con una pizca de sal y las especias y saltea durante aproximadamente un minuto. Añade la carne, y cocina hasta que esté listo, por unos 3-4 minutos. Agrega con una cuchara la mezcla en los tomates ahuecados, y colócalos en una bandeja para hornear forrada en papel. Hornea por 18-20 minutos, hasta que los tomates se han suavizado y tenga unas cuantas burbujas. Sírvelo caliente. Guarda las sobras en un recipiente hermético hasta por cuatro días.

Nutrición: 350 calorías, 15,5 g de grasa, 36 g de proteínas, 5 g de carbohidratos netos

Hamburguesa Griega de Cordero

¡Esta hamburguesa de cordero combina sabores griegos clásicos, que le dan un toque internacional y divertido a la hamburguesa básica! Se trata de una hamburguesa sin pan, así que asegúrate de tener cuchillo y tenedor (¡y apetito!) ¡Listo!

Porción: 2

Tamaño de la porción: 2 empanadas

Tiempo de preparación: 5 minutos

Tiempo de cocción: 15 minutos

Ingredientes

> 1 lb de carne molida de cordero
>
> 1 taza de lechuga romana picada
>
> 2 cucharaditas de sal
>
> 1 cucharadita de pimienta blanca
>
> 1 cucharada de aceite de coco
>
> 1 taza de yogur griego
>
> 1/4 pepino inglés, cortado en cubitos
>
> 1 cucharada de eneldo fresco
>
> 1 diente de ajo picado
>
> 1 cucharadita de sal

Instrucciones

En un tazón grande, combina la carne molida de cordero, pimentón, sal y pimienta y formar 4 hamburguesas. Calienta una sartén a fuego medio y agrega el aceite de coco. Una vez que el aceite de coco se haya derretido, coloca las hamburguesas en la sartén y cocina por unos 5 minutos por cada lado. Mientras tanto, pela y tritura el pepino y luego combínalo con todos los demás ingredientes para hacer la salsa Tzatziki. Para servir, añade a la parte superior de la hamburguesa tzatziki y la lechuga, y tápala con la segunda hamburguesa. Sirve inmediatamente.

Nutrición: 542 calorías, 40 g de grasa, 36g de proteínas, 5g de carbohidratos netos

Chuletas de Cordero con Salsa de Mostaza y Mantequilla

¡El cordero y la mostaza son una pareja hecha en el cielo! Sírvelas con espárragos o una ensalada fresca con aderezo ligero.

Porción: 2

Tamaño de la porción: 1 chuleta

Tiempo de preparación: 5 minutos

Tiempo de cocción: 25 minutos

Ingredientes

2 chuletas de cordero de 6 onzas

4 cucharadas de mantequilla

1 tallo de tomillo

3 cucharadas de mostaza de Dijon

1 cucharada de sal

1 cucharada de pimienta

Instrucciones

Precalienta el horno a 350F. Sazona las chuletas de cordero con sal y pimienta, y déjalas reposar en una bandeja para hornear forrada con papel. Hornea durante 20 minutos, hasta que se cuezan. Derrite la mantequilla en una cacerola a fuego medio-alto. Añade la mostaza y el tomillo. Cocina durante 30 minutos, agitando de vez en cuando. Quita el tallo de tomillo y agrega una cuchara de la salsa sobre las chuletas de cordero.

Nutrición: 429 calorías, 27 g de grasa, 25 g de proteínas, 9g de carbohidratos netos

Lomo De Cordero Relleno De Nuez Y Cerdo

¡El lomo de cordero es un platillo sofisticado que es perfecto para el entretenimiento! El relleno de nuez es sabroso, graso y complementa perfectamente al cordero. ¡Sirve esta obra maestra de plato con espárragos a la mantequilla para una hermosa obra maestra apta para el ceto! Las sobras se guardan muy bien también, y son una excelente adición para sándwiches y ensaladas.

Porciones: 6

Tamaño de la porción: 1 pieza

Tiempo de preparación: 10 minutos

Tiempo de cocción: 45 minutos.

Ingredientes

> Lomo De Cordero De 12 onzas
>
> 1 taza de nueces, picadas
>
> 2 oz de carne de cerdo molida
>
> 1 cucharada de tomillo
>
> 1 cucharada de mantequilla
>
> 1 cucharada de sal
>
> 1 cucharada de pimienta
>
> 1 cucharadita de nuez moscada

Instrucciones:

Precalienta el horno a 350F. En una sartén a fuego medio, derrite la mantequilla y agrega la carne de cerdo, tomillo, nuez moscada, sal y pimienta. Cocina por 2-3 minutos, hasta que el cerdo esté cocido. Agrega las nueces y cocina otros 2-3 minutos. Deja enfriar completamente. A continuación, hay una incisión a lo largo del lomo y gira el cuchillo a través del medio del lomo para abrirlo. Llena el centro del cordero con la mezcla de nueces y cerdo, y ciérralo nuevamente. Usando un poco de hilo de carnicero, ata el lomo para mantener el relleno en su lugar. Sazona el cordero con sal y pimienta, y colócalo en una bandeja para hornear forrada con papel. Hornea en el horno durante 35-40 minutos. Deja reposar durante 15 minutos. Corta en medallones y sirve.

Nutrición: 800 calorías, 66.6 g de grasa, 45.5 g de proteína, 0.2 g de carbohidratos netos

Kebabs De Carne De Res

¡Los Kebabs son deliciosos y son un excelente regalo de verano cuando se cocinan a la parrilla en la barbacoa! Sírvelos solos con una salsa (como el Green Tahini) o encima de las verduras para una comida completa.

Porciones: 4

Tamaño de la porción: 1 pincho

Tiempo de preparación: 10 minutos

Tiempo de cocción: 30 minutos

Ingredientes

Filete de flanco de ½ libra, picado en trozos

¼ de cebolla roja, cortada en trozos

½ pimiento, cortado en trozos

1 cucharada de sal

1 cucharada de pimienta

1 cucharada de pimentón

1 cucharadita de comino

3 cucharadas de aceite de oliva

Instrucciones

Precalienta el horno a 350F. Mezcla todos los ingredientes en un tazón, asegurándote de que el aceite cubra todo bien. Usando cuatro pinchos, ensarta la carne y los vegetales uniformemente en cada pincho. Hornea por 30 minutos, hasta que la carne esté bien cocida y las verduras estén suaves.

Nutrición: 219 calorías, 15.7 g de grasa, 16 g de proteínas, 2 g de carbohidratos netos

Hamburguesas Básicas

¡La receta de hamburguesa básica funciona como cualquier hamburguesa! ¡Haz un montón de estas y mantenlas envueltas individualmente en el congelador! Se pueden descongelar y hornear en un horno a 375F durante 15 minutos, ¡lo que hace que sea rápido y sencillo tener una gran hamburguesa en cualquier momento!

Porciones: 12

Tamaño de la porción: 1 hamburguesa

Tiempo de preparación: 15 minutos

Tiempo de cocción: 30 minutos

Ingredientes

6 libras de carne molida

2 cucharadas de sal

1 cucharada de ajo en polvo

2 cucharaditas de cayena

3 huevos

Instrucciones

Precalienta el horno a 350F. En un tazón grande, combina bien todos los ingredientes. Para 12 hamburguesas de igual tamaño, y presiona sobre una bandeja para hornear forrada con papel. Hornea durante 25-30 minutos, hasta que esté completamente cocida. Sirve inmediatamente con tus ingredientes preferidos, o deje que se enfríe y envuelve individualmente en plástico para congelar. Si está congelado, disfruta hasta por 2 meses.

Nutrición: 437 calorías, 15.2 g de grasa, 70 g de proteínas, 0.2 g de carbohidratos netos

Res y Brócoli Chino Ceto

Este plato rápido no podría ser más fácil ni más sabroso. Está lleno de sabores asiáticos ligeros, deliciosos, brócoli crujiente y carne de res. En 30 minutos o menos, tendrás una cena rápida en la mesa que también les gustará a los niños.

Porción: 4

Tamaño de la porción: ¼ de la taza

Tiempo de preparación: 15 minutos

Tiempo de cocción: 10 minutos

Ingredientes

      1 libra de carne (solomillo o bistec de falda)

      1 o 2 cabezas de brócoli, cortado en pequeños floretes

      2 dientes de ajo picado

      1 cucharada de jengibre

Para el marinado:

      1 cucharada de salsa de soja

      1 cucharada de aceite de sésamo

      ½ cucharadita de sal

      ¼ de cucharadita de pimienta negro

Para la salsa:

      2 cucharadas de salsa de soja

      1 cucharada de salsa de pescado

      2 cucharaditas de aceite de sésamo

      ¼ de cucharadita de pimienta negro

Instrucciones

Cortar la carne en trozos de ¼" de espesor. Marina en los ingredientes para marinar. Calienta una olla de agua hirviendo y cocina hasta que el brócoli quede crujiente y tierno. Escurre y reserva. Calienta un wok a fuego medio usando 1 ½ cucharadas de mantequilla india o aceite de oliva. Añade la carne marinada y extiende la carne de res sobre el fondo de la sartén y cocina hasta que los bordes estén crujientes. Voltea la carne de res una y termina de cocinar. Añade el brócoli y cocina por varios minutos más. A continuación, añade los ingredientes de la salsa. Mezcla todo para combine con la salsa. Podrías adornar con semillas de sésamo tostadas y rodajas de cebolla verde.

Nutrición: 273 calorías, 17 g de grasa, 24 g de proteínas, 3 g de carbohidratos netos

Tazón de Carne de Fajitas

¿Hambre de comida mexicana? Entonces te encantará hacer este delicioso tazón de carne de fajitas. ¡Las sobras se pueden usar para wraps o ensalada, por lo que en realidad tienes tres comidas en una, al cocinar solamente una vez! Es perfecto para el verano.

Porciones: 4

Tamaño de la porción: 1 porción

Tiempo de preparación: 15 minutos

Tiempo de cocción: 15 minutos

Ingredientes

> 1 lb de filete de res, cortado en tiras
>
> 2 cucharaditas de aceite de oliva
>
> 2 pimientos verdes, picados
>
> 1 cebolla picada
>
> 1 diente de ajo picado
>
> 1 cucharadita de chile en polvo
>
> 1 cucharadita de comino molido
>
> ½ cucharadita de pimentón
>
> ½ cucharadita de sal

Instrucciones

Coloca un sartén de 12" a fuego medio y añade al menos 1 de las 2 cucharaditas de aceite de oliva. Cuando sartén esté caliente, añade carne y saltea hasta que esté medio cocido, en unos 5-6 minutos. A continuación, añade la segunda cucharadita de aceite de oliva y los pimientos, la cebolla y el ajo. Saltea por varios minutos, y a continuación, añade el polvo de chile, el comino y pimentón. Cocina hasta que la carne esté completamente cocida y las verduras estén tiernas y crujientes, por otros 4-5 minutos. Espolvorea sal. Divide por cuatro tazones y sirve caliente con salsa, crema agria y cilantro fresco. Como opción, se puede añadir un poco de chiles rojos tailandeses picados para un poco más de calor.

Nutrición: 360 calorías, 12 g de grasa, 48 g de proteínas, 11 g de carbohidratos netos

Wraps de Lechuga con Carne de Fajitas

Usando las sobras del tazón de carne de fajita ¡estos divertidos pequeños wraps son la manera perfecta para satisfacer cualquier antojo de tacos! ¡Son un almuerzo cena o merienda muy portable y son muy fáciles de hacer! ¡Puede dejar enfriarse el relleno para un almuerzo refrescante y fácil, o calentarlo y hacer de tus fajitas una a una – la elección es tuya!

Porción: 1

Tamaño de la porción: 4 wraps

Tiempo de preparación: 15 minutos

Tiempo de cocción: 2 minutos

Ingredientes

> 1 porción de carne de res del tazón de fajitas
>
> 4 grandes hojas de lechuga iceberg o romana
>
> 2 cucharadas de salsa, para el dip (opcional)
>
> 2 cucharadas de guacamole, para el dip

Instrucciones

Si prefieres que el relleno de fajita este caliente, usa el microondas a temperatura alta durante 2 minutos. Si no, sigue con el siguiente paso. Añade con una cuchara el relleno en la hoja de lechuga, manteniendo la base ligeramente plegada para mantener todo en el interior. ¡Vierte la salsa y el guacamole! Sirve inmediatamente.

> Nutrición: 513 calorías, 37 g de grasa, 34 g de proteínas, 9 g de carbohidratos netos

Hamburguesas de Cordero Envueltas en Lechuga

¡Estas hamburguesas envueltas en lechuga son una manera conveniente de llevar tu hamburguesa al trabajo o escuela sencillamente para un almuerzo rápido, fácil, portátil! ¡Usa las hamburguesas de cordero y la salsa tzatziki sobrantes, la lechuga romana crujiente mantiene todo junto, mientras que la adición de pimientos en rodajas agrega un poco de color e interés a la comida!

Porción: 1

Tamaño de la porción: 2 hamburguesas

Tiempo de preparación: 15 minutos

Tiempo de cocción: 1 minuto

Ingredientes

> 1 porción de la Hamburguesa griega de Cordero

1 porción de Tzatziki (misma receta)

4-6 hojas grandes de lechuga iceberg

¼ de pimiento rojo, finamente rebanado

Instrucciones

Calienta las hamburguesas en el microondas a temperatura alta durante 1 minuto. A continuación, pon dos o tres piezas de lechuga de manera uniforme, y una cucharada de la salsa tzatziki sobre ellas. Agrega una hamburguesa y pimienta sobre ellas, y dobla las hojas de lechuga para crear una envoltura. Haz lo mismo con la segunda hamburguesa, y las hojas de lechuga, pimientos y tzatziki restantes. Sirve inmediatamente.

Nutrición: 513 calorías, 37 g de grasa, 34 g de proteínas, 9 g de carbohidratos netos

Copas de Taco de Carne y Aguacate

¡La carne a la parrilla es deliciosa y el aguacate en dados son un gran relleno estilo Southwest para estas tazas de tacos crujientes! ¡Nunca extrañaras los tacos, una vez que hayas probado estos!

Porción: 1

Tamaño de la porción: 4 tacos

Tiempo de preparación: 15 minutos

Tiempo de cocción: 5 minutos

Ingredientes

1 huevo duro, picado

¼ lb de carne mechada, en rodajas

1 aguacate en cubitos

1 cucharada de jugo de limón

2 cucharaditas de sal

1 cucharada de aceite de oliva

2 oz de queso Monterey Jack, rallado

2 cucharadas de salsa

Instrucciones

Sazona la carne con sal y pimienta. A fuego medio, precalienta una sartén con el aceite de oliva. Dora cada lado de la carne durante unos 3 - 5 minutos, y cocina a fuego medio. Dejar reposar la carne durante al menos 10 minutos antes de cortarla. Mezcla el aguacate con el jugo de limón en un tazón. Mezclar el huevo y la carne. Sazona con más sal y pimienta. Precalienta el horno a 375F. Coloca el queso en 4 pilas iguales en una bandeja para hornear forrada con papel, y hornea por 5 minutos hasta que el queso haya empezado a fundirse y burbujee. Deja que el queso se enfríe un poco, y luego, con cuidado toma cada pila y colócalas en un molde para muffins para que enfríen durante otros 10-15 minutos, hasta que se hayan endurecido. Coloca con cuchara la ensalada en cada taza. Cubre con la salsa. Sirve inmediatamente.

Nutrición: 650 calorías, 53 g de grasa, 40 g de proteína, 6 g de carbohidratos netos

Albóndigas Rellenas de Queso

¡Piense en estas como pequeñas bombas de grasa de carne! Estas albóndigas son perfectas cuando lo que deseas es un algo, y también funcionan muy bien como aperitivo o plato principal. ¡Haz una tanda grande y congélalas, para una solución fácil de albóndigas para cualquier momento!

Porción: 4

Tamaño de la porción: 3 albóndigas

Tiempo de preparación: 10 minutos

Tiempo de cocción: 25 minutos

Ingredientes

> 1 ½ lbs carne molida
>
> 4 oz de queso cheddar, rallado
>
> 4 cucharadas de queso parmesano, rallado
>
> ½ cucharadita de sal
>
> ½ cucharadita de pimienta

Instrucciones

Precalienta el horno a 350F. Mezcla todos los ingredientes en un tazón. Coloca 12 bolas de igual tamaño. Coloca las bolas sobre una bandeja para hornear forrada con papel, y hornea por 25 minutos hasta que las albóndigas estén doradas y bien cocidas. Para congelar, déjalas enfriar completamente y guárdalas en un recipiente hermético hasta por tres meses. Para recalentar, descongélalas a la intemperie durante la noche y hornea por 20 minutos a 350 ° F. Sírvelas calientes.

Nutrición: 440 calorías, 28 g de grasa, 46 g de proteínas, 2 g de carbohidratos netos

Hamburguesas Rellenas de Queso

¡Estas hamburguesas son ricas, y están llenas de empalagoso queso! ¡Sirve en una envoltura de lechuga, o por si solas con tomate, cebolla y pepinillos para una gran experiencia!

Porciones: 4

Tamaño de la porción: 1 hamburguesa

Tiempo de preparación: 10 minutos

Tiempo de cocción: 35 minutos

Ingredientes:

1 libra de carne de res molida

1 cucharada de cebolla en polvo

½ cucharada de ajo en polvo

1 cucharadita de polvo de cayena

1 cucharada de sal

1 cucharada de pimienta

4 tazas de queso cheddar, rallado

Instrucciones:

Precalienta el horno a 350F. Mezcla la carne y las especias, y forma cuatro hamburguesas. Presiona un ¼ de taza de queso en el centro de cada hamburguesa, formando la carne alrededor de ella. Cocina en el horno durante 20 minutos. Sirve caliente o mantenlas en un recipiente hermético en el refrigerador durante 8 días.

Nutrición: 681 calorías, 44,7 g de grasa, 63,1 g de proteínas, 3,7 g de carbohidratos netos

Res Vindaloo

La Carne Vindaloo es un guiso picante de la India, con base de tomate que es rico en sabor. ¡Sirve con arroz de coliflor!

Porciones: 2

Tamaño de la porción: 1 taza

Tiempo de preparación: 60 minutos

Tiempo de cocción: 25 minutos

Ingredientes:

½ lb filete de flanco, cortado en trozos

1 cucharada de aceite de oliva

¼ de taza de mantequilla o manteca

2 tallos de apio, picados

¼ de cebolla picada

3 dientes de ajo, picados

1 pedazo de jengibre, picado

2 tomates, picados

1 cucharadita de vinagre de vino tinto

2 cucharaditas de pimienta de cayena

4 chiles rojos, picados (opcional)

1 taza de caldo de carne

1 taza de crema espesa

Instrucciones:

Mezcla el aceite de oliva, ajo, jengibre, vinagre, pimienta y los chiles. Añade la carne y mezcla bien. Deja reposar durante 20 minutos, o durante toda la noche. Calienta una olla grande a fuego medio. Añade la mantequilla o manteca y saltea los tomates y la cebolla hasta ablandarlos por alrededor de 5 minutos. Añade la carne y el adobo, y mezcla bien para combinar. Cocina por 3 minutos. Añade el caldo de carne de res, y lleva a ebullición. Reduce el fuego a bajo, y cocina a fuego lento por 20 minutos. Añade la crema y cocina unos 10 minutos más. Sirve caliente o mantéenlo en un recipiente hermético en el refrigerador hasta por 7 días.

Nutrición: 436 calorías, 30,4 g de grasa, 35 g de proteínas, 3,5 g de carbohidratos netos

Estofado de Carne

¡Este guiso es cálido y abundante, y realmente delicioso!

Porciones: 4

Tamaño de la porción: 1 taza

Tiempo de preparación: 10 minutos

Tiempo de cocción: 55 minutos

Ingredientes:

1 lb de filete de flanco, cortado en trozos

1 cucharada de aceite de oliva

1 cucharada de tomillo

1 cucharada de sal

4 tazas de caldo de carne

2 cucharadas de mantequilla

1 zanahoria, picada

2 tallos de apio, picados

1 lata de 14,5 oz de tomates cortados en cubitos

¼ de cebolla picada

2 dientes de ajo picados

2 cucharadas de salsa Worcestershire

½ taza de vino tinto (opcional)

1 taza de crema espesa

Instrucciones:

Precalienta una olla grande a fuego medio. Rocía el aceite y dora la carne en todos lados – por unos 4 minutos. Remueve la sartén y ponla a un lado. En la misma olla, derrite la mantequilla y saltea las verduras con la sal, hasta que estén suave – por unos 3 minutos. Añade las hierbas. Devuelve la carne de nuevo a la olla. Añade el caldo, la salsa Worcestershire y el vino. Hazlo hervir, y luego reduce la flama a bajo. Cocina a fuego lento por 25 minutos. Añade la crema y cocina a fuego lento otros 15 minutos. ¡También puedes hacer esto en una cazuela de barro! Después de dorar la carne, añade el resto de los ingredientes (excepto la crema) a la olla eléctrica y cocina a fuego lento por 4-6 horas. Apaga el fuego, deja reposar durante 30 minutos para enfriar. A continuación, añade la crema.

Nutrición: 450 calorías, 30,4 g de grasa, 35 g de proteínas, 4,5 g de carbohidratos netos

Mariscos

Bacalao De Pimienta Roja

¡Esta fácil y clásica receta es perfecta para una comida entre semana! El bacalao cocido tendrá una duración de hasta un día en la nevera – por lo que puede hacer uno más, sólo para tenerlo disponible. ¡Sírvelo con verduras salteadas, una ensalada, o en la parte superior de los fideos de calabacín para una gran cena entre semana!

Porción: 1

Tamaño de la porción: 1 pieza

Tiempo de preparación: 10 minutos

Tiempo de cocción: 35 minutos

Ingredientes

   ½ pimiento rojo, cortado en cubitos

   1 cucharada de aceite de oliva

   1 cucharadita de hojuelas de pimienta roja

   ½ limón, cortado en tres rodajas de igual tamaño

   1 filete de bacalao de 6 oz, preferentemente certificado como atrapado en el océano

   1 cucharadita de orégano seco

   1 cucharadita de tomillo seco

   1 cucharadita de sal

   1 cucharadita de pimienta

Instrucciones

Precalienta el horno a 375F. Mezcla la pimienta con el aceite de oliva y una pizca de sal, y transfiera la mezcla en un plato para horno. Hornea durante 20 minutos, hasta que esté suave. Transfiere el pimiento asado a una licuadora o procesador de alimentos, y el licua hasta que este liso. A continuación, pon el bacalao en una bandeja para hornear forrada con papel. Precalienta el horno a 350F. Coloca las rodajas de limón en una bandeja para hornear forrada con papel, y coloca el pescado en la parte superior. Sazona el pescado con sal, pimienta, tomillo, pimienta roja, orégano, pimienta y con una cuchara el puré sobre la parte superior. Hornea por 12 minutos. Enciende la parrilla a fuego alto, y asa durante 5 minutos. Sirve inmediatamente.

Nutrición: 336 calorías, 16,2 g de grasa, 40 g de proteínas, 6g de carbohidratos netos

Lubina con Jamón y Hierbas

¡Esta receta tiene una calidad de restaurante y es tan fácil de preparar! Cómelo solo para una cena simple y elegante, o a lado de fideos de calabacín o espinacas salteadas.

Porción: 1

Tamaño de la porción: 1 pieza

Tiempo de preparación: 15 minutos

Tiempo de cocción: 25 minutos

Ingredientes

3 oz de filete de lubina, preferiblemente de origen salvaje

½ limón, cortado en tres rodajas de igual tamaño

1 cucharadita de orégano seco

1 cucharadita de tomillo seco

1 cucharadita de sal

1 cucharadita de pimienta

2 cucharadas de aceite de oliva

4 tomates cherry

¼ de taza de albahaca, picada finamente

3 tallos de espárragos

1 cucharada de mantequilla derretida

1 oz jamón, cortado en cintas delgadas

Instrucciones

Precalienta el horno a 375F. Coloca las rodajas de limón en una bandeja para hornear forrada con papel. Cepilla el pescado con 1 cucharada de aceite de oliva, y colócalo en la parte superior de las rodajas de limón. Mezcla los espárragos y los tomates en la cucharada restante de aceite, y dispérsalo todo sobre el pescado. Sazona con sal, pimienta y hierbas secas. Mezcla la mantequilla, jamón y albahaca juntos, y colócalos en la parte superior del pescado. Hornea durante 25 minutos. Sirve caliente.

Nutrición: 586 calorías, 16,2 g de grasa, 40 g de proteínas, 6g de carbohidratos netos

Bacalao De Coco Tailandés

¡Este plato de pescado picante es increíblemente cremoso y va perfectamente con el arroz de coliflor! Si prefieres un poco más de sabor, no dudes en añadir chiles al gusto. Si no estás seguro del nivel de picor, comienza con un chile ¡Siempre se puede añadir más al final! Las sobras se conservan bien durante un máximo de dos días en la nevera, y pueden ser recalentados en el microondas a máxima potencia por 2 minutos.

Porción: 2

Tamaño de la porción: Media receta

Tiempo de preparación: 10 minutos

Tiempo de cocción: 15 minutos

Ingredientes

- 2 piezas de 6 oz de bacalao
- 1 cucharada de aceite de coco
- 1/2 lata de leche de coco
- 1 puñado de cilantro, finamente picado
- 8 hojas grandes de albahaca picadas
- 2 cebollas verdes en rodajas finas
- 1 diente de ajo picado
- 1 pedazo de jengibre, rallado
- 4 chiles rojos, en rodajas finas (opcional)
- 1 cucharada de semillas de sésamo

Para el arroz de coliflor:

- ½ taza de arroz de coliflor
- ½ lata de leche de coco

Instrucciones

Precalienta el horno a 350F. Sazona el bacalao con sal y pimienta, y la ponlo en una bandeja para hornear forrada con papel. Cocina en el horno durante 20 minutos, hasta que quede desmenuzable. Mientras tanto, rocía el aceite de coco en una olla pequeña, y añadir la cebolla verde, el jengibre, el ajo y los chiles. Saltea durante 30 segundos, y luego añade la leche de coco. Sazona al gusto con sal. Agrega el cilantro y albahaca, y reduce el fuego a bajo. Déjalo hervir por 20 minutos. Mientras que el bacalao está en el horno y la salsa de coco esté hirviendo, combina la mitad restante de la lata de leche de coco con el arroz de coliflor en un recipiente apto para microondas. Cubre y caliéntalo en el microondas a máxima potencia durante 4 minutos. Sazona con sal y pimienta, y la bate hasta que quede esponjoso con un tenedor. Para servir, sirve con una cuchara a el arroz de coco en un plato y coloca encima el pescado. Vierte la salsa sobre el pescado y arroz. Adorna con semillas de sésamo

Nutrición: 482 calorías, 34 g de grasa, 42,5 g de proteínas, 5g de carbohidratos netos

Wraps de Lechuga con Bacalao De Coco Tailandés

¡Esta receta es perfecta para el almuerzo, aperitivos, o una cena fría en un día caluroso! ¡Los wraps fabulosamente portátiles son lo ideal para preparar con anticipación para empacar para un almuerzo o merienda en un día de trabajo, y también son una adición divertida para un día de picnic de verano!

Porción: 1

Tamaño de la porción: 3 wraps

Tiempo de preparación: 15 minutos

Tiempo de cocción: 0 minutos

Ingredientes

    1 porción de Bacalao De Coco Tailandés

    6 grandes piezas de lechuga iceberg

    3 hojas grandes de albahaca

    Puñado de cilantro picado

    4 chiles rojos en rodajas (opcional)

Instrucciones

Pon dos hojas de lechuga iceberg, de modo que se solapan entre sí ligeramente. Desmenuza una tercera parte del pescado en la primera envoltura de lechuga. Añade 1 hoja de albahaca y unas hojas de cilantro, así como los chiles si quieres volver a usarlos. Dobla la lechuga en torno al pescado para crear un paquete. Asegúralo con un palillo de dientes, o envuelve en papel para mantener la envoltura segura. Continua con el siguiente conjunto de ingredientes, hasta que los tres wraps estén listos. Mantenlos en el frigorífico durante hasta 24 horas.

Nutrición: 592 calorías, 46 g de grasa, 35 g de proteínas, 6g de carbohidratos netos

Pepinos Rellenos de Cangrejo

Estos son un excelente aperitivo, pero también pueden ser servidos como entremeses o como plato suplementario a un almuerzo o cena.

Porción: 4

Tamaño de la porción: 2 piezas

Tiempo de preparación: 15 minutos

Tiempo de cocción: 0 minutos

Ingredientes

    1 pepino

½ taza de queso crema

2 cucharadas de mantequilla

1 cucharada de crema de leche

1 cucharadita de paprika

1 pequeño puñado de eneldo fresco picado (y más para adornar)

¼ taza de carne de cangrejo, desmenuzada (en lata está bien)

1 cucharadita de sal

1 cucharadita pimienta

Ralladura de un limón

Instrucciones

Corta el pepino en aproximadamente 8 medallones, cada uno aproximadamente de 1 ½" de espesor. Con una cuchara pequeña, extrae la parte del medio, asegurándote de dejar intacta la base. Mezcla el resto de los ingredientes. Usa una cuchara para poner la mezcla en las rodajas de pepino, y decora con eneldo. Sirve inmediatamente, o mantenlo en un recipiente hermético en el refrigerador hasta por 24 horas.

Nutrición: 179 calorías, 17,4 g de grasa, 3,1 g de proteínas, 3 g de carbohidratos netos

Salmón con Beurre Blanc

¡Beurre Blanc es una salsa clásica francesa que es fuerte, picante, cremosa, deliciosa y ceto-amigable! Este pescado de calidad de restaurante va muy bien con espárragos o verduras. Asegúrate de que los trozos de mantequilla estén muy fríos con el fin de permitir que la salsa pueda emulsionar adecuadamente.

Porción: 4

Tamaño de la porción: 1 filete de pescado

Tiempo de preparación: 15 minutos

Tiempo de cocción: 20 minutos

Ingredientes

4 filetes de 3 oz de salmón

2 cucharadas de aceite de oliva

½ limón, el jugo y la ralladura

¼ taza de vino blanco seco

¼ de taza de crema de leche

¼ taza de mantequilla fría, cortada en trozos

1 cucharada de eneldo fresco, picado

Instrucciones

Precalienta el horno a 350F. Coloca el salmón en una bandeja para hornear forrada con papel, y sazona con sal y pimienta. Hornea por 15 minutos, hasta que el pescado esté completamente cocido. Déjalo reposar mientras preparas la Beurre Blanc. Precalienta un sartén pequeño a fuego medio alto. Añade el zumo de limón y el vino, y cocina hasta que se haya evaporado casi por completo. Bate la crema, y reduce el fuego a bajo. Bate la mantequilla fría, un pedazo a la vez, batiendo bien hasta que esté completamente incorporado en la crema. Continua sucesivamente, hasta que toda la mantequilla haya sido mezclada y una salsa blanca gruesa se haya formado. Bate en el eneldo y la ralladura de limón y remueve la salsa del fuego. Las sobras se mantendrán en un recipiente hermético en el refrigerador hasta por tres días.

Nutrición: 330 calorías, 28 g de grasa, 18 g de proteínas, 1g de carbohidratos netos

Bacalao Relleno de Espinacas

¡Estos rollos rellenos de bacalao parecen lujosos, pero son tan fáciles de hacer y se puede rodar con antelación para calentarse rápido y servirse! ¡Sírvelos con espárragos, brócoli o pimientos verdes!

Porción: 4

Tamaño de la porción: 1 filete de pescado

Tiempo de preparación: 15 minutos

Tiempo de cocción: 25 minutos

Ingredientes

> 4 filetes de bacalao de 3 oz
>
> 1 taza de espinaca
>
> 1 cucharada de aceite de oliva
>
> 1 diente de ajo picado
>
> 1 limón, el jugo y la ralladura
>
> 1 cucharada de tomillo
>
> 1 cucharadita de sal
>
> 1 cucharadita de pimienta
>
> 4 tiras de tocino

Instrucciones

Precalienta el horno a 350F. Precalienta una sartén mediana a fuego medio. Rocía el aceite y añade el ajo, espinacas, sal y pimienta. Saltea las espinacas durante un minuto más o menos, y exprime el limón. Continúa salteando hasta que la espinaca se haya marchitado. Resérvala a continuación. Haz una incisión en el bacalao, y corta cada lado para abrir los filetes como si fueran un libro. Vierte la mezcla de espinacas uniformemente en el centro de cada filete, y dobla hacia atrás para cubrir el relleno. Ata una tira de tocino alrededor del filete para mantenerlo en su lugar. Coloca los filetes envueltos en una hoja para hornear. Hornea por 15-20 minutos, hasta que el pescado este opaco y desmenuzable. Sirve inmediatamente. Las sobras se mantendrán en un recipiente hermético en el refrigerador hasta por tres días.

Nutrición: 407 calorías, 13,7 g de grasa, 65,6 g de proteínas, 1g de carbohidratos netos

Halibut con Costra de Parmesano

Esta costra de parmesano y almendras es perfecta para cualquier tipo de pescado, y también funciona bien en el pollo. ¡El halibut es mantecoso, suave, y realmente delicioso! Si se eliges gastar un poco más, el bacalao es un gran sustituto.

Porción: 4

Tamaño de la porción: 1 filete de pescado

Tiempo de preparación: 15 minutos

Tiempo de cocción: 20 minutos

Ingredientes

> 4 filetes de 3 oz de halibut
>
> 1 huevo batido
>
> ¼ de taza de harina de almendras
>
> 3 cucharadas de parmesano
>
> 1 cucharadita de ajo en polvo
>
> 1 cucharadita de tomillo
>
> 1 cucharadita de sal
>
> 1 cucharadita de pimienta
>
> 1 cucharada de aceite de oliva

Instrucciones

Precalienta el horno a 350F. En un recipiente, mezcla la harina de almendras, queso parmesano, ajo, tomillo, sal y pimienta. Cubre cada filete con en el huevo y añádelo a la mezcla de harina de almendras. Colócalo en una bandeja para hornear forrada con papel, y rocía el aceite sobre la parte superior. Hornea durante 20 minutos. Sirve inmediatamente. Las sobras se mantendrán en un recipiente hermético en el refrigerador hasta por tres días.

Nutrición: 266 calorías, 14,8 g de grasa, 30 g de proteínas, 1,2 g de carbohidratos netos

Cangrejo Relleno de Aguacate

¡Este aguacate relleno es cremoso y sofisticado! Cómelo en un almuerzo ligero o una cena, junto con verduras.

Porción: 2

Tamaño de la porción: ½ aguacate

Tiempo de preparación: 5 minutos

Tiempo de cocción: 0 minutos

Ingredientes

4 oz de carne de cangrejo cocinada y desmenuzada

2 cucharadas de mayonesa

1 cucharadita de sal

1 cucharadita de pimienta

1 cucharadita de paprika

1 aguacate, cortado a la mitad

Instrucciones

Mezcla el cangrejo, mayonesa y condimentos. Haz un hueco en las mitades de aguacate. Sirve inmediatamente.

Nutrición: 319 calorías, 25,7 g de grasa, 9,4 g de proteínas, 6 g de carbohidratos netos

Tacos de Pescado

¡Usando los restos de la ensalada de halibut estilo Baja, puedes hacer fácilmente de estos tacos de pescado una comida fría rápida y fácil! ¡Son perfectos para un día caluroso!

Porción: 1

Tamaño de la porción: 4 tacos

Tiempo de preparación: 5 minutos

Tiempo de cocción: 0 minutos

Ingredientes

1 porción de ensalada de halibut estilo Baja

8 piezas grandes de lechuga iceberg

2 cucharadas de salsa (opcional)

Instrucciones

Desmenuza el pescado y mezcla con la ensalada. Coloca 1-2 piezas de lechuga para crear un taco, y añade con cuchara un ¼ de la mezcla en el centro. Envuelve para formar un taco pequeño. Continua hasta que se hayan utilizado todos los ingredientes. Sirve con la salsa.

Nutrición: 740 calorías, 40 g de grasa, 95 g de proteínas, 7 g de carbohidratos netos

¡Este magnífico pescado blanco es la fórmula perfecta para una combinación de tomate, jamón y hierbas! Esta comida de calidad de restaurante es genial si se sirve junto a espárragos o verduras.

Porción: 2

Tamaño de la porción: 1 filete

Tiempo de preparación: 5 minutos

Tiempo de cocción: 25 minutos

Ingredientes

> 2 piezas de 4 oz de bacalao
>
> 1 tomate, cortado en dados
>
> ½ cebolla, cortada en cubitos
>
> 2 cucharadas de aceite de oliva
>
> 1 cucharada de hierbas italianas
>
> 4 oz jamón picado
>
> Manojo de perejil fresco picado
>
> 1 cucharadita de sal
>
> 1 cucharadita de pimienta

Instrucciones

Precalienta el horno a 350F. Mezcla todos los ingredientes, excepto el pescado. Coloca el pescado en una bandeja para hornear forrada con papel, y añade con una cuchara la mezcla de la bruschetta sobre la parte superior. Hornea por 25 minutos. Sírvelo caliente.

Nutrición: 341 calorías, 18,2 g de grasa, 28,4 g de proteínas, 3,5 g de carbohidratos netos

Postres y bebidas

Café Ceto a Prueba de Balas

Aumenta el contenido de grasa de tu café y haz tu desayuno increíble disfrutando de una taza de este delicioso Café Ceto a Prueba de Balas.

Porción: 1

Tamaño de la porción:

Tiempo de preparación: 5 minutos

Tiempo de cocción: 0

Ingredientes

    1 taza de café negro

    1 cucharada de mantequilla sin sal alimentada con pasto

    1 cucharada de coco o aceite MCT

    ½ cucharada de crema de leche

    ½ cucharadita de extracto de vainilla

Instrucciones

Mezcla todo a la mano o en una licuadora. ¡Sírvelo caliente o frío! Puedes usar extracto de almendras en vez de vainilla o no usarlo.

    Nutrición: 255 calorías, 28,5 g de grasa, 0 g de proteínas, 1,0 g de carbohidratos

Café a Prueba de Balas de Mantequilla de Almendras

¡Esta versión ligeramente dulce del café a prueba de balas es una manera muy rápida y fácil de conseguir tu dosis mañanera de cafeína, junto con una buena cantidad de grasa! Las bombas preparadas de mantequilla de grasa de almendras se añaden al café regular para hacer este cremoso café de nueces.

Porción: 1

Tamaño de la porción:

Tiempo de preparación: 10 minutos

Tiempo de cocción: 0

Ingredientes

    1 taza de café

    1 bomba de mantequilla de grasa de almendras

Instrucciones

Prepara tu café como lo harías normalmente. Usa la licuadora, mezcle juntos el café y una bomba de grasa. Bebe tu café caliente, o añade cubitos de hielo para hacer café helado.

    Nutrición: 300 calorías, 31 g de grasa, 7 g de proteína, 4g de carbohidratos netos

Batido de chocolate

¡Los batidos ceto están teniendo su momento de fama, y es fácil ver por qué! ¡Cremoso, espeso y delicioso! ¡Son el plato perfecto para una merienda o el desayuno! ¡Este batido de chocolate es tan espeso y cremoso, que te recordará a las malteadas de chocolate! ¡Disfrutarlo bien frío para conseguir realmente una experiencia satisfactoria!

Porciones: 1

Tamaño de la porción: Receta entera

Tiempo de preparación: 5 minutos

Tiempo de cocción: 0 minutos

Ingredientes:

　　1 cucharada de semillas de chía

　　1 yema de huevo

　　1 cucharada de mantequilla de almendras

　　1 cucharada de manteca de cacao

　　¼ de taza de crema de leche

　　1 cucharada de polvo de cacao

　　1 cucharadita de Stevia

　　½ taza de hielo

　　1/4 de cucharadita de esencia de chocolate (sin azúcar) o ¼ cucharadita de extracto de vainilla

Instrucciones:

Vierte el hielo y la crema en la parte inferior de la batidora, para evitar que los otros ingredientes se peguen a la parte inferior. Añade el resto de los ingredientes y mezcla a alta intensidad hasta que esté suave. Sirve inmediatamente.

　　Nutrición: 575 calorías, 44 g de grasa, 34 g de proteínas, 3 g de carbohidratos netos

Batido de Vainilla

¡Este batido cremoso de vainilla es perfecto para empezar tu día!

Porción: 1

Tamaño de la porción: Receta entera

Tiempo de preparación: 5 minutos

Tiempo de cocción: 0 minutos

Ingredientes

　　1 taza de leche de coco

　　1 cucharada de aceite de coco

　　½ cucharada de extracto de vainilla

　　1 cucharadita de Stevia

Instrucciones

Combina todos los ingredientes en una licuadora hasta ⌷ ⌷ e inmediatamente.

Nutrición: 669 calorías, 70.8g de grasa, 5,5 ⌷ ⌷hidratos netos

Batido de Vaca de Fresa

¡Este batido es refrescante, dulce y ⌷ adapta al estilo de vida ceto, tu paladar se ajusta para encontrar a los alim⌷ un principio, no dudes en utilizar un poco de Stevia si quieres, pero es posi⌷

Porción: 1

Tamaño de la porción: Receta entera

Tiempo de preparación: 5 minutos

Tiempo de cocción: 0 minutos

Ingredientes

> ½ taza de fresas congeladas
>
> ½ taza de leche entera de coco
>
> 1 taza de hielo

Instrucciones

Vierte la leche de coco en la parte inferior de la licuadora para evitar que los demás ingredientes se peguen. Añade el resto de los ingredientes, y licua hasta que queden suaves. Sirve inmediatamente.

Nutrición: 301 calorías, 28,6 g de grasa, 2,8 g de proteínas, 9 g de carbohidratos netos

Batido de Leche de Oro

¡La leche de oro está de moda en estos días, y este batido es sin duda está lleno de ventajas! La cúrcuma se ha promocionado como el nuevo súper alimento, y se ha demostrado que limpia el hígado y los órganos para una salud óptima. Disfruta de este batido muy frío.

Porción: 1

Tamaño de la porción: Receta entera

Tiempo de preparación: 5 minutos

Tiempo de cocción: 0 minutos

Ingredientes

> 1 cucharada de cúrcuma
>
> 1 taza de leche de coco

1 cucharadita de Stevia

1 taza de hielo triturado

Instrucciones

Licua todos los ingredientes juntos hasta que estén listos. Sirve inmediatamente.

Nutrición: 460 calorías, 25,3 g de grasa, 1,7 g de proteínas, 1,4 g de carbohidratos netos

Batido de Mantequilla de Almendras

Este es un batido llenador y delicioso que puedes tener para el desayuno o como aperitivo para alcanzar tu ingesta de grasas. ¡Es súper baja en carbohidratos y es delicioso!

Porción: 2

Tamaño de la porción: alrededor de 1 taza

Tiempo de preparación: 5 minutos

Tiempo de cocción: 0 minutos

Ingredientes

2 cucharadas de mantequilla de almendras

1 1/2 tazas de leche de almendras

1 cucharada de semillas de cáñamo

Instrucciones

Para empezar, vierte la leche de almendras en una licuadora para evitar que los ingredientes se peguen en la parte inferior. Añade el resto de los ingredientes. Prende la licuadora, a partir de una velocidad baja y aumenta a medida que sea necesario. Añade más agua si deseas un batido más líquido. Vierte en una taza y sirve inmediatamente. Coloca cualquier sobrante en un recipiente hermético, y disfruta dentro de un plazo de 24 horas.

Nutrición: 483 calorías, 34,6 g de grasa, 5,5 g de proteínas, 4g de carbohidratos netos

Batido Pink Power

¡Este batido está lleno de grasas buenas y un gran sabor y color! ¡Guarda las sobras en un recipiente hermético en el refrigerador hasta por 24 horas para que puedas disfrutar de una manera rápida más tarde!

Porción: 2

Tamaño de la porción: Media receta

Tiempo de preparación: 5 minutos

Tiempo de cocción: 0 minutos

Ingredientes

    1/2 taza de frambuesas

    1/2 cucharada de ralladura de limón

    1 taza de leche de coco

    1 cucharada de semillas de lino

Instrucciones

Para empezar, vierte la leche de coco en la licuadora para evitar que los ingredientes se peguen en la parte inferior. Añade el resto de los ingredientes. Prende la licuadora, a partir de una velocidad baja y aumenta a medida que sea necesario. Añade más agua si deseas un batido más líquido. Vierte en una taza y sirve inmediatamente. Coloca cualquier sobrante en un recipiente hermético, y disfruta dentro de un plazo de 24 horas.

    Nutrición: 310 calorías, grasa de 29,9 g, 3,8 g de proteínas, 9g de carbohidratos netos

Pudín de Frambuesa y Chía

¡El pudín de Chía es tan versátil y muy fácil de preparar de antemano! Debido a que las semillas de chía mejoran a medida que se expanden en forma líquida, este postre continuará espesando y endulzará cuando se encuentre en la nevera. La mejor parte es que se mantiene en buen estado hasta por una semana en la nevera, así que si eres un gran fan puedes preparar para toda la semana, y disfrutarlo, según sea necesario.

Porción: 2

Tamaño de la porción: 3/4 taza aproximadamente

Tiempo de preparación: 5 minutos

Tiempo de cocción: 5 minutos

Ingredientes

    1 taza de leche de almendras

    1/2 taza de semillas de chía

    ¼ taza de frambuesas congeladas

    1 cucharada de semillas de lino

    1 cucharada de semillas de cáñamo

Instrucciones

Combina todos los ingredientes, mezclando bien hasta que las frambuesas se aplasten un poco. Almacena en un recipiente hermético durante la noche. Disfruta de las sobras dentro de los siguientes 7 días.

    Nutrición: 642 calorías, 50 g de grasa, 15,9 g de proteínas, 8g de carbohidratos netos

Dulce de Frambuesa y Chocolate

Este rico dulce de chocolate es ideal para cuando se te antoja algo dulce. Lo mejor de todo, es que es prácticamente libre de carbohidratos y rico en grasas, lo que puede ayudar a poner en marcha tu cetosis.

Porciones: 16

Tamaño de la porción: 1 pieza

Tiempo de preparación: 2 minutos

Tiempo de cocción: 10 minutos

Ingredientes

> ½ taza de polvo de cacao crudo
>
> 2 cucharadas de chocolate negro sin azúcar
>
> 2 cucharadas de Stevia
>
> ½ taza de aceite de coco
>
> ¼ taza de frambuesas, licuadas ligeramente
>
> ¼ de taza de leche de almendras

Instrucciones

Mezcla todos los ingredientes juntos hasta que estén bien combinados. Prepara una bandeja para hornear con papel o envoltura de plástico, y añade con una cuchara y con cuidado la mezcla del dulce en el centro. Usando una espátula, extiende la mezcla uniformemente en el molde para hornear, y cubre con una envoltura de plástico. Refrigera durante una hora, y corta en 16 trozos iguales. Mantenlo en el refrigerador hasta por un mes.

> Nutrición: 74 calorías, 8,1 g de grasa, 0,6 g de proteínas, 0,9 g carbohidratos netos

Paletas de Pudín de Chía y Fresa

¡Estas paletas son una delicia dulce y refrescante! Tienen un extra de grasa y proteína de la leche de coco y semillas de chía, y se endulzan de forma natural con fruta (aunque se puede usar un poco de Stevia si lo deseas).

Porción: 6

Tamaño de la porción: 1 paleta

Tiempo de preparación: 4 horas, incluyendo el tiempo de congelación

Tiempo de cocción: 0 minutos

Ingredientes

> 2 tazas de leche de coco
>
> ¼ de taza de semillas de chía
>
> ¼ de fresas congeladas taza, descongelaron

Instrucciones

Tritura juntos las frutas y semillas de chía. Agrega la leche de coco. Transfiere la mezcla a 6 moldes, y congela durante al menos 4 horas. Las paletas de hielo tendrán una duración en el congelador de un máximo de 8 semanas.

Nutrición: 277 calorías, 24,9 g de grasa, 5 g de proteínas, 3 g de carbohidratos netos

Galletas de Mantequilla de Almendras

¡Estas galletas son una reminiscencia de la infancia (suaves y masticables) y son bajas en carbohidratos y altas en grasas! ¿Qué más podrías querer?

Porciones: 10

Tamaño de la porción: 1 galleta

Tiempo de preparación: 5 minutos

Tiempo de cocción: 10 minutos

ingredientes:

¾ de taza de mantequilla de almendras

¼ de taza en polvo Stevia o eritritol

1 yema de huevo

¼ de cucharadita de canela

Instrucciones:

Precalienta el horno a 350F. En un tazón mediano, bate todos los ingredientes hasta que queden suaves. Estira la masa de galleta en bolas de 1 a 1 ½", y ponlas sobre una bandeja para hornear forrada con papel. Presiona cada bola con un tenedor, para formar la figura final de la galleta. Hornea por 10-12 minutos, hasta que estén doradas y fragantes. Deja que las galletas se enfríen completamente antes de servir. Guarda las galletas en un recipiente hermético a temperatura ambiente durante un máximo de una semana.

Nutrición: 98 calorías, 10 g de grasa, 4 g de proteínas, 1,4 g de carbohidratos netos

Aperitivos y Guarniciones

Espárragos Cubiertos con Mantequilla

¡El viejo dicho es cierto – la mantequilla HACE que todo sea mejor! Este plato de espárragos está cargado con deliciosa grasa y sabor, y hace a este plato perfecto.

Porciones: 2

Tamaño de la porción: 5 piezas

Tiempo de preparación: 0 minutos

Tiempo de cocción: 15 minutos

Ingredientes:

> 10 tallos de espárrago fresco
>
> 2 cucharadas de mantequilla
>
> 1 cucharada de aceite de oliva
>
> 2 tallos grandes de tomillo
>
> 1 cucharadita de sal
>
> 1 cucharadita de pimienta blanca

Instrucciones:

Hierve una olla grande con agua salada. Añade los tallos de espárrago, y hierve durante 1 minuto hasta blanquearlos. Escurre y transfiere a un baño de hielo. Déjalos reposar. Precalienta una sartén grande a fuego medio. Rocía el aceite y añade la mantequilla y el tallo de tomillo. Cocina hasta que la mantequilla se haya derretido completamente y haya comenzado a formar espuma, en unos 2 minutos. Añade los espárragos blanqueados de la mantequilla a la formación de espuma, y mezcla bien. Cocina durante 1-2 minutos, revolviendo bien todo el tiempo. Sirve inmediatamente.

> Nutrición: 186 calorías, 18,7 g de grasa, 2,8 g de proteínas, 2 g de carbohidratos netos

Cebolla Caramelizada

Estas cebollas caramelizadas son bajas en carbohidratos, relativamente altas en grasas, y hacen una gran adición a las pizzas, hamburguesas, o cualquier otra cosa.

Porciones: 8

Tamaño de la porción: 1 cucharada

Tiempo de preparación: 10 minutos

Tiempo de cocción: 65 minutos

Ingredientes:

> 4 cebollas en rodajas finas
>
> ½ libra de mantequilla
>
> 1 cucharada de sal

Instrucciones:

Derrite la mantequilla en una sartén a fuego medio. Añade las cebollas y la sal. Mezcla bien con pinzas hasta que las cebollas comienzan a cocinarse. Sigue cocinando, revolviendo ocasionalmente, durante aproximadamente una hora, hasta que las cebollas sean de color marrón y estén suaves. Transfiere a un recipiente hermético y guarda en la nevera hasta por 4 semanas.

Nutrición: 225 calorías, 23,1 g de grasa, 0,9 g de proteínas, 3 g de carbohidratos netos

Mayonesa de Curry

¡La Mayonesa de Curry es una gran opción para mezclar sabores! Utiliza esta mayonesa como sustituto en hamburguesas o en la ensalada de huevo o ensalada de pollo.

Porciones: 8

Tamaño de la porción: 1 cucharada

Tiempo de preparación: 5 minutos

Tiempo de cocción: 0 minutos

ingredientes:

> ¼ taza de mayonesa
>
> 1 cucharada de curry en polvo

Instrucciones:

Bate los ingredientes juntos hasta que estén listos. Almacena en un recipiente hermético hasta por 5 semanas.

> Nutrición: 45 calorías, 5 g de grasa, 0 g de proteínas, 0 g de carbohidratos netos

Tahini verde

¡Este tahini mejora su valor nutricional y color con verduras! Utiliza esta salsa como dip para verduras, aderezo para ensaladas, o como un sustituto de mayonesa.

Porciones: 8

Tamaño de la porción: 1 cucharada

Tiempo de preparación: 5 minutos

Tiempo de cocción: 0 minutos

Ingredientes:

> 2 cucharadas de pasta de tahini
>
> 2 dientes de ajo
>
> 2 cucharaditas de sal
>
> 1 cucharada de aceite de oliva
>
> 1 limón, el jugo y la ralladura
>
> ¼ de taza de agua
>
> ¼ de taza de col fresca

Instrucciones:

En una licuadora o procesador de alimentos, combina todos los ingredientes hasta que esten ... sazona si es necesario. Almacena en un recipiente hermético hasta por un mes.

Nutrición: 43 calorías, 3,9 g de grasa, 0,7 g de proteínas, 0,3 g de carbohidratos netos

Drinking hot chocolate

Fondue

La fondue es uno de los mejores aperitivos para compartir. Mediante el uso de verduras bajas en carb... tos (como el apio y pimientos rojos) tu (¡y tus amigos!) pueden disfrutar de este platillo rico en grasas, y b... carbohidratos.

Porción: 4

Tamaño de la porción: 2 piezas de pepinillos, 2 piezas de pimienta, 3 piezas de apio, ¼ de salsa fondue

Tiempo de preparación: 10 minutos

Tiempo de cocción: 30 minutos

Ingredientes

> 1 taza de queso cheddar rallado
>
> 1 taza de queso gruyere rallado
>
> ¼ taza de vino blanco seco
>
> 1 taza de crema espesa
>
> 1 cucharadita de ajo en polvo
>
> 1 cucharadita de sal
>
> 1 cucharadita de cayena (opcional)
>
> 3 tallos de apio, picado en 12 palos iguales
>
> ½ pimiento rojo, cortado en 8 tiras delgadas
>
> 4 pepinillos, cortados por la mitad a lo largo

Instrucciones:

En una cacerola de tamaño medio, derrite juntos los quesos y el vino a fuego medio. Añade la crema y especias. Mezcla bien para combinar. Transfiere la salsa a una olla de fondue, y mantenla caliente. Dispón de verduras y pan en un plato. Usa tenedores de fondue, y sumerge las verduras en la salsa de queso y come inmediatamente.

Nutrición: 376 calorías, 32 g de grasa, 19,5 g de proteína, 4,4 g de carbohidratos netos

Frituras de Habas verdes

Tienes un antojo de patatas fritas. Pero no hay patatas en la Dieta Ceto. Así que, ¿qué hacer? Prueba estas deliciosas patatas fritas de habas verdes cubiertas con una mezcla de hierbas con queso. ¡Sabroso!

Porción: **4**

Tamaño de la porción: 8 Piezas

Tiempo de preparación: 10 minutos

Tiempo de cocción: 10 minutos

Ingredientes

> 24 habas verdes
>
> 1 huevo
>
> ½ taza de parmesano
>
> 1 cucharadita de ajo en polvo
>
> 1 cucharadita de hierbas italianas
>
> 1 cucharadita de sal

Instrucciones

Precalienta el horno a 400F. Llena una olla pequeña con agua hasta por tres cuartas partes. Lleva el agua a ebullición. Deja hervir las habas durante 2 minutos, e inmediatamente drénalas y transfiérelas a un baño de hielo. A continuación, bate los huevos en un bol, y combina los ingredientes secos en otro bol. Prepara una bandeja para hornear forrada en papel. Empana cada haba primero en el huevo, y luego en la mezcla de queso. Coloca las habas preparadas sobre la bandeja de horno, y hornea durante 15 minutos hasta que estén crujientes. Guarda las habas sobrantes en un recipiente hermético a temperatura ambiente, y disfrutar durante 4 días.

> Nutrición: 113 calorías, 6 g de grasa, 9 g de proteínas, 2g de carbohidratos netos

Galletas de Semillas y Guacamole

¡Esta excelente receta de galletas de semillas es deliciosa y es una merienda perfecta! También puede hacer estas galletas para sopas, como un aperitivo, o para un almuerzo durante el trabajo.

Porción: 4

Tamaño de la porción: Alrededor de 3 galletas saladas, con 2 cucharadas de guacamole

Tiempo de preparación: 10 minutos

Tiempo de cocción: 45 Minutos

Ingredientes

1/4 taza de semillas de chía

1/4 tazas de semillas de sésamo

1/4 tazas de semillas de girasol

1/2 cucharada de hierbas italianas

1/2 cucharadita de sal

1 taza de agua

1 huevo

Medio puré de aguacate

Zumo de medio limón

Pizca de sal de mar

Instrucciones

Precalienta el horno a 350F. Combina las semillas, hierbas, la sal y el huevo en un recipiente, y deja que la mezcla repose durante 5 minutos. Coloca una bandeja para hornear con papel y extiende la mezcla de semillas de manera uniforme. Hornea durante 30 minutos. Mientras aún está caliente, corta la mezcla de semillas en 12 cuadrados de igual tamaño. Voltea las galletas y hornea por otros 15 minutos. Mientras que las galletas se hornean, combina todos los ingredientes en un tazón de guacamole y machaca hasta que queden suave.

Nutrición: 280 calorías, 24 g de grasa, 8g de proteína, 3g de carbohidratos netos

Apio y Mantequilla de Almendras

¡Hay muchos sabores y texturas maravillosos en este bocado simple y fácil! Lo crujiente del apio va perfectamente con la cremosa mantequilla de almendra.

Porción: 1

Tamaño de la porción: 8 trozos de apio, 2 cucharadas de mantequilla de almendras

Tiempo de preparación: 2 minutos

Tiempo de cocción: 0 Minutos

Ingredientes

2 tallos de apio

2 cucharadas de mantequilla de almendras

Instrucciones

Corta el apio en 8 varitas de igual tamaño e introdúcelas en la mantequilla de almendras. Para un aperitivo más portátil, extiende la mantequilla de almendra en la cavidad del tallo de apio, y empaquétalas en un recipiente hermético hasta por 24 horas.

Nutrición: 230 calorías, 18 g de grasa, 8g de proteína, 4g de carbohidratos netos

Nueces de la India Saladas

Los frutos secos son una gran manera de conseguir una dosis rápida de grasa. ¡Estos frutos secos son tan fáciles de hacer y tan deliciosos! Una vez que hayas descubierto esta receta básica, será fácil sazonar estos frutos secos con hierbas o especias.

Porción: 1

Tamaño de la porción: Receta entera

Tiempo de preparación: 5 minutos

Tiempo de cocción: 5 minutos

ingredientes

> 1/4 taza de nueces de la India
>
> 1 cucharada de aceite de coco
>
> 1 cucharadita de sal de mar

Instrucciones

Precalienta el horno a 350F. Mezcla las nueces de la India en el aceite y la sal. Coloca sobre una bandeja para hornear y hornea por 5 minutos, asegurándote de no quemar las nueces. Deja enfriar completamente.

> Nutrición: 224 calorías, 22 g de grasa, 3g de proteínas, 1g de carbohidratos netos

Pan de Semillas Nórdica

Se dice que este pan fue inventado por los vikingos, y recientemente ha ganado nueva popularidad. Esta variación utiliza lino, semillas de calabaza, nueces, nueces de la India y almendras. Puedes intercambiar los frutos secos o cambiar las proporciones de acuerdo a tu gusto. Simplemente evita frutos secos con más carbohidratos como los anacardos y pistachos.

Porciones: 12

Tamaño de la porción: 1 pieza

Tiempo de preparación: 10 minutos

Tiempo de cocción: 30 minutos

Ingredientes:

> 1 taza de almendras
>
> 1 taza de nueces
>
> 1 taza de semillas orgánicas de lino
>
> 1 taza de semillas de calabaza

1 taza de semillas de sésamo

½ taza de nueces de la india orgánicas

½ taza de semillas de sésamo

5 huevos

½ taza de aceite de coco

2 cucharaditas de sal

Instrucciones:

Precalienta el horno a 325F. En un tazón grande, bate los huevos, aceite y sal. Añade las semillas, y mezcla bien para combinar. A continuación, presiona la mezcla en un sartén forrado con papel. Hornea durante 1 hora, y deja enfriar completamente antes de cortar. Corta el pan en 12 piezas de igual tamaño, y envuelve individualmente. Mantén las piezas sobrantes envueltas individualmente a temperatura ambiente durante un máximo de 4 semanas.

Nutrición: 369 calorías, 31,5 g de grasa, 10 g de proteínas, 5 g de carbohidratos netos

Bombas de Grasa de Mantequilla de Almendras

Con un sabor a nuez y una gran cantidad de grasas buenas, estas bombas de grasa son un aperitivo que realmente vas a disfrutar. ¡Necesitará moldes para muffins mini o copitas para muffins para hacerlos!

Porciones: 6

Tamaño de la porción: 1 Bomba de Grasa

Tiempo de preparación: 5 minutos

Tiempo de cocción: 5 minutos

Ingredientes:

¼ de taza de mantequilla de almendras

¼ de taza de aceite de coco

2 cucharadas de cacao en polvo

¼ de taza Stevia o eritritol

Instrucciones:

Con una batidora o mano, mezcla la mantequilla de almendra y el aceite de coco. Caliéntalos en microondas durante unos 30-45 segundos hasta ablandarse. A continuación, revuelve hasta que estén suaves. Añade el polvo de cacao y el edulcorante. A continuación, revuélvelos y mezcla bien. Vierte en moldes de silicona o en los mini moldes para muffins forrados con papel. Mantelos en la nevera hasta que estén firme.

Nutrición: 189 calorías, 19,1 g de grasa, 3,2 g de proteínas, 1,4 g de carbohidratos netos

Bombas de Grasa Mediterráneas

La mayoría de las Bombas de grasa se centran en lo dulce. Estas son sin duda sabrosas y también tienen un alto contenido de sal para ayudarte a reponer los electrolitos perdidos.

Porciones: 6

Tamaño de la porción: 1 pieza

Tiempo de preparación: 10 minutos

Tiempo de cocción: 5 minutos

Ingredientes:

> ½ taza de queso crema
>
> ¼ de taza de mantequilla
>
> 1 cucharadita de orégano seco
>
> 1 cucharadita de tomillo seco
>
> 1 cucharadita de albahaca seca
>
> 1 cucharadita de ajo en polvo
>
> 5 piezas de tomates secados al sol, en rodajas
>
> 3 rodajas de aceitunas
>
> ¼ de taza de queso parmesano rallado
>
> ½ cucharadita de sal
>
> 1 cucharadita en pimienta

Instrucciones:

Bate la mantequilla y el queso crema hasta que estén suave. Bate en el resto de los ingredientes, asegurándote de que todo está mezclado uniformemente. Prepara una bandeja para hornear con aceite de coco. Vierte la mezcla y extiende uniformemente por toda la bandeja. Refrigera durante una hora y hasta por 6 semanas. Corta en 6 piezas iguales.

> Nutrición: 155 calorías, 15 g de grasa, 3 g de proteínas, 1,2 g de carbohidratos netos

Salsa Tahina

El Tahini es una salsa llena de sabor hecha con pasta de sésamo. ¡Esta salsa espesa, cremosa y libre de lácteos es el dip perfecto para verduras, pero también se puede usar como aderezo en la lechuga, salsa de carne, o ensalada! ¡Duplica u incluso cuadruplica esta pasta de sésamo y mantenla a la mano en la nevera para usarla cuando la necesites! ¡Durará fácilmente hasta por dos semanas en un recipiente hermético!

Porciones: 1

Tamaño de la porción: 20 palos de vegetales, con aproximadamente ¼ de taza de tahini

Tiempo de preparación: 10 minutos

Tiempo de cocción: 0 minutos

Ingredientes:

> 1 cucharada de pasta de tahini
>
> 1 cucharadita de perejil picado
>
> 1 cucharada de jugo de limón
>
> ¼ de taza de agua
>
> ½ cucharada de sal
>
> 1 diente de ajo
>
> ¼ de taza de aceite de oliva
>
> ½ pepino, cortado en 8 piezas iguales
>
> 1 tallo de apio, cortado en 8 piezas iguales

Instrucciones:

En una licuadora o procesador de alimentos, combina la pasta de sésamo, perejil, jugo de limón, agua, sal, ajo y aceite hasta que estén suaves. Transfiere a un recipiente hermético, y almacena en el refrigerador hasta por dos semanas. Sirve con palitos de vegetales.

> Nutrición: 555 calorías, 58,5 g de grasa, 4 g de proteínas, 8 g de carbohidratos netos

Queso Brie Horneado

Esta receta de brie horneado es sabrosa, reconfortante y agradable para ocasiones especiales. Para una delicia añadida, sirve con pan de semillas nórdico y verduras bajas en carbohidratos como rodajas de pepino, apio o pimientos.

Porciones: 2

Tamaño de la porción: Media Rueda

Tiempo de preparación: 5 minutos

Tiempo de cocción: 10 minutos

Ingredientes:

> 6 oz de queso Brie
>
> ½ oz de almendras
>
> ½ oz de piñones
>
> ½ oz de nueces pecanas

1 diente de ajo picado

2 cucharaditas de pimentón ahumado

4 tallos de tomillo

1 cucharada de sal

1 cucharada de pimienta

1 cucharada de aceite de oliva

Instrucciones:

Precalienta el horno a 375F. En un tazón mediano, combina las nueces, ajo, hierbas, pimentón, sal, pimienta y aceite. Coloca el queso sobre una bandeja para hornear forrada con papel, y añade con cuchara la mezcla de nueces en la parte superior, para que cubra completamente el queso. Hornea durante 10 minutos, hasta que el queso se derrita y los frutos secos estén fragantes y tostados. Cualquier queso que no se termine puede ser envuelto y guardado en la nevera durante un máximo de un mes.

Nutrición: 501 calorías, 44 g de grasa, 21 g de proteínas, 3,4 g de carbohidratos netos

Mayonesa Picante

¡Esta mayonesa picante acompaña maravillosamente a las hamburguesas, y es también una gran salsa para las verduras, pepinillos fritos, aros de cebolla, o cualquier otra cosa que se pueda imaginar! ¡Haz un gran lote y guarda en la nevera!

Porciones: 12

Tamaño de la porción: 2 cucharadas

Tiempo de preparación: 10 minutos

Tiempo de cocción: 10 minutos

Ingredientes:

3 tazas de mayonesa

6 cucharadas de salsa caliente o sriracha

Instrucciones:

Bate los dos ingredientes juntos hasta que estén listos. Mantén en la nevera durante un máximo de 8 semanas.

Nutrición: 90 calorías, 10 g de grasa, 0 g de proteínas, 0 g de carbohidratos netos

Capítulo 9:
Consejos Ceto y Preguntas Frecuentes

En los dos capítulos anteriores, recibiste dos planes de comidas de 4 semanas, más 100 recetas para comenzar con la Dieta Ceto. Pero quiero asegurarme de que he cubierto absolutamente todo en este libro, por lo que en este capítulo, voy a responder algunas de las preguntas más frecuentes, además de proporcionarte aún más consejos y trucos para mantener el estilo de vida de Ceto a largo plazo. ¡Empecemos!

Preguntas frecuentes sobre la dieta ceto

P: ¿Está bien estar en cetosis durante mucho tiempo, como dos años o más?

R: ¡Si! Aunque estar en un estado de cetosis fue diseñado originalmente para que nuestros ancestros humanos sobrevivieran a inviernos anuales de seis meses con recursos alimenticios limitados, no hay absolutamente ninguna evidencia médica o científica que respalde la afirmación de que la cetosis a largo plazo es perjudicial para el cuerpo, en cualquier caso. Es una dieta restrictiva que puede ser difícil mentalmente a largo plazo, pero no tiene ningún efecto secundario negativo físico a largo plazo. Hazte chequeos médicos regulares al menos cada seis a ocho meses. *Controla tu sangre y respiración con monitores Ceto. ¡Estarás bien!*

P: ¿Está bien entrar y salir de la cetosis?

A: ¡Sí! Como se dijo anteriormente, nuestros ancestros humanos usualmente entrarían en un estado metabólico de cetosis cada invierno. No quieres que tus niveles de insulina bajen demasiado. También puedes incorporar el ayuno intermitente como parte de la dieta Ceto. Para completar el ciclo de la cetosis, aumenta gradualmente tu número de carbohidratos. La única desventaja del ciclo de la cetosis es que experimentarás los síntomas de la gripe ceto cada vez que vuelvas a la cetosis. Pero está bien salir de la cetosis por un período de tiempo. ¡No te sorprendas si no te sientes bien o si no vuelves a ganar algo de peso! Estar fuera de la cetosis viene con sus propios efectos secundarios.

P: ¿Cómo puedo ser vegetariano y hacer ceto al mismo tiempo?

R: El hecho de que seas vegetariano no significa que debas encontrar la Dieta Keto demasiado restrictiva y por ende no intentarla. Seguirás siguiendo tus macros, pero obtendrás tu proteína principalmente de nueces, huevos y productos lácteos. Otras fuentes incluyen fuentes vegetarianas de "carne" como tempeh, tofu y seitan. También necesitarás tomar suplementos, como las vitaminas D3, DHA y EPA, y los minerales de hierro y zinc. Tendrás que ver tus carbohidratos como vegetariano, ya que puede ser tentador comer demasiados. Come muchos vegetales buenos bajos en carbohidratos; especialmente espinacas, col rizada, brócoli, coliflor y calabacín. Además, consume abundantes aceites de origen vegetal, especialmente aceite de coco, aceite MCT, aceite de oliva, aceite de aguacate y aceite de palma roja. También hay muchas opciones de productos lácteos veganos que puedes comprar. Lee las etiquetas de tus alimentos y compra los productos que tienen la mayor cantidad de proteínas y grasas buenas.

P: ¿Cuánto tiempo antes veré una mejor salud y pérdida de peso?

A: ¡Dentro del primer mes! Cuanto más rápido puedas entrar en cetosis, más rápido verás mejoras a la salud y pérdida de peso. Para algunas personas, los primeros pasos son un desafío bienvenido. Comenzarán el plan de comidas, cocinarán y comenzarán a sentir los efectos en unos pocos días. Pero para la mayoría de nosotros, hacer una dieta tan restrictiva toma un poco más de tiempo. Cuanto más tiempo estés en cetosis, más beneficios experimentarás.

P: ¿Se me formaran piedras de riñón durante la dieta Ceto?

R: Tu hígado recibe todo el crédito por producir cetonas, pero tus riñones también juegan un papel importante en esta dieta. Tu cuerpo tiene un 70% de agua, por lo que realmente necesitas mantenerte ultra hidratado con esta dieta. Si no lo haces, eso aumenta la cantidad de ácido úrico en tu cuerpo, produciendo cálculos renales y gota. ¡Recuerda, esto no es Atkins! Es una dieta media en proteínas, no una dieta alta en proteínas. Las grasas son realmente lo que quieres consumir. Sigue las pautas del plan de comidas en los capítulos anteriores y equilibre tus grasas buenas. Bebe mucha agua con limón. Los citratos en el limón evitan que las moléculas de calcio se adhieran entre sí, evitando así los cálculos renales. Si aún estás preocupado, toma comprimidos orales de citrato de potasio para disminuir la probabilidad de cálculos renales.

P: ¿Por qué estoy perdiendo músculo en esta dieta?

R: Tus músculos son uno de los lugares de tu cuerpo donde se almacena más glucógeno. Entonces, cuando cambias a una dieta muy baja en carbohidratos, en pocos días tu cuerpo comienza a buscar cualquier glucógeno sobrante para usarlo como energía. Es por eso por lo que empiezas a perder músculo. Después de solo cuatro semanas de estar en cetosis, el conteo de glucógeno muscular se reducirá a casi la mitad. Esto también tiene sentido desde un punto de vista histórico. Cuando tus ancestros humanos entraban en cetosis durante el invierno, esto sucedía para conservar la energía muscular, más no para gastarla. Esta dieta es excelente para aquellos que buscan perder peso y superar una serie de dolencias. Pero si estás buscando un entrenamiento de alta intensidad o si eres un atleta, consulta a un nutricionista para mantener tus músculos en la mejor condición física.

¡Consejos para el Éxito de la Dieta cetogénica!

Hasta ahora, has leído docenas de consejos y trucos sobre cómo cambiar tus hábitos alimenticios al estilo de vida de la dieta Ceto. Has limpiado tus alacenas y ha reemplazado los carbohidratos con un montón de grasas buenas. Comenzaste un plan de comidas, aprendiste a cocinar nuevas recetas y realizaste la transición después de las primeras cuatro semanas.

Pero para tener éxito en la dieta Ceto durante mucho tiempo, tenemos más información útil para ti.

La Dieta Ceto Con Un Presupuesto Apretado

¿Cómo puedes tanto ahorrar dinero, como ahorrar carbohidratos mientras permaneces en cetosis? Hay muchas maneras de mantener un presupuesto financiero. Un consejo es comprar tus artículos de despensa a granel.

Puede mantener un libro de precios para comparar los precios en las tiendas entre cosas como aceite de oliva, nueces y semillas, caldo de pollo e ingredientes para hornear. Compra grandes contenedores para almacenar tus compras a granel en tu despensa.

Ve de compras a diferentes tiendas. Puedes encontrar hierbas, especias y vegetales de bajo costo en los mercados étnicos. Cosas como la leche de coco, las pastas de curry, la salsa de soja, la salsa teriyaki y una gran selección de pescado se encuentran en los mercados asiáticos. Sus precios suelen ser mucho más bajos que en los supermercados estadounidenses. No te olvides de comparar los precios en línea, también. Podrías recibir increíbles ofertas en Amazon.com.

Tu congelador también puede ayudarte a ahorrar dinero. Compra carnes o pescados a granel, luego empácalos individualmente en bolsas de plástico y almacénelos en el congelador. ¡También puedes poner mantequilla en el congelador!

Compra marcas de tiendas genéricas en lugar de marcas nacionales, que gastan millones de dólares al año en marketing. Los tomates enlatados genéricos, las verduras congeladas y los productos para hornear son mucho menos costosos.

Ríndete a los Alimentos Ceto

Sí, todos nos cansamos por la noche y solo queremos preparar un poco de pasta y salsa. Es tan fácil … y no es compatible con el Ceto. Ten siempre a la mano alimentos Ceto-seguros para mantenerlos en mente, para cuando estés demasiado cansado y tu nivel de azúcar en la sangre sea demasiado bajo para pensar.

Prueba estos:

- Huevos duros
- Queso cottage
- Nueces o semillas
- Rebanada de queso
- Bombas de Grasa Ceto
- Batido fácil

Preparación de comidas

¿Quieres saber el verdadero secreto para cocinar comidas rápidas y fáciles? ¡Prepara la comida de antemano! Puedes marinar carnes, rebanar o picar verduras, descongelar alimentos y armar mezclas secas para hornear antes de cocinar. Guardo recipientes de plástico de pollo cocido rallado, rebanadas de apio y cebollas cortadas en cubitos en mi refrigerador. Yo como esos tres alimentos todo el tiempo. De esa manera, es fácil preparar una ensalada o sopa rápida. Elije los alimentos que comes con frecuencia y prepárelos para guardarlos en tu refrigerador o despensa. Eso hace que cocinar sea mucho más rápido.

Familia Divertida Ceto

¿Qué hay de convertir a tu familia para que también coma en la dieta Ceto junto contigo? Es mucho más fácil no comer pan cuando nadie en la casa lo está comiendo tampoco. También reduce el tiempo de preparación de las comidas, ya que no estás haciendo dos platos. Para los niños, también puedes convertirlo en un juego para ver qué alimentos pueden comer. La dieta cetogénica funciona tanto si eres soltero como si tienes una familia. Cuando tienes una situación familiar, aquí hay algunos consejos para hacer la transición:

- Siéntate con los miembros de tu familia y diles sobre la nueva dieta que van a comenzar
- Haz que todos juntos, como familia, decidan qué comidas van bien de las que se proporcionan en este libro

- Crea una nueva lista de compras basada en esas comidas y compra esos ingredientes con miembros de la familia
- Prueba estas nuevas comidas y recetas, comenzando con las más fáciles que casi todos aman (tortillas, hamburguesas, ensaladas, etc.)

Brinca

Lograr algún tipo de movimiento diario o ejercicio en tu agenda solo ayudará a tu cuerpo a lo largo de tu viaje en la dieta Keto. Es excelente ver tu pérdida de peso, y la tendencia es simplemente dejarlo y disfrutar esa pérdida de peso natural. Pero tú eres un ser humano que fue diseñado para caminar y disfrutar de todos los beneficios del movimiento diario. Hay muchos lugares para comenzar una rutina de caminata simple: en la naturaleza, en el centro de una ciudad, dentro de un centro comercial o galería, o en vecindarios.

Arma una Colección de Recetas

¡Consigue más libros de recetas! Para aquellos de ustedes con un presupuesto ajustado, pueden obtener un carné de la biblioteca y leer libros de cocina. También puede comprar libros usados en línea en Amazon.com o Barnes y Noble. Hay muchas personas en Internet que también comparten sus experiencias y sus recetas de la dieta Ceto. Arma tu propia colección, con tus propias notas de cocina. Te dará una variedad mucho mayor y te ayudará a explorar más de lo que se trata esta dieta.

Muestra Tu Progreso

Una de las mejores cosas acerca de hacer la Dieta Ceto es que físicamente verás un cambio en tu cuerpo. ¡Te animo a celebrar y mostrar tu progreso! Publica tus fotos en las redes sociales, disfruta de ropa nueva y recompensa tu arduo trabajo con cosas (no comestibles) que te traigan alegría.

Serás mucho más feliz y tendrás más energía para disfrutar y hacer las cosas que quieres con las personas que amas.

Conclusión:
Tu Comida, Tu Salud

De muchas maneras, para mí, este libro de Dieta Cetogénica ha sido en parte un manual de instrucciones y en parte memorias. He compartido con ustedes mis problemas personales de salud que me llevaron a esta dieta hace muchos años.

Para mí, significa mucho ver y experimentar los cambios en mi propia vida que provienen de un cuerpo más sano. Ayudó a mis problemas con la diabetes, que honestamente me asustaron. Ya no tengo ningún temor sobre problemas de salud. Esa es una recompensa extraordinaria que la Dieta Ceto me ha otorgado. ¿Te gustaría disfrutar de eso también?

Para ser Leído Una y Otra Vez

Hay un montón de libros por ahí afuera que leerás hasta la última página, los dejarás y nunca los volverás a recoger. Eso no es para lo que está diseñado este libro. Es una guía y un manual para que leas una y otra vez. Vuelve a leer los capítulos sobre macros, beneficios y solución de problemas. Realmente piensa en los planes de comida y las recetas. Presta atención al conjunto de increíbles consejos y trucos que aparecen en las páginas anteriores.

Este libro es excelente para aquellos que recién están comenzando y apenas han oído hablar de la Dieta Ceto. Te ayudará. También está diseñado para los dietistas Ceto que tienen problemas para obtener lo que quieren de la dieta, ya sea pérdida de peso o salud. Estoy muy orgulloso de mi plan de comidas rápidas de 30 minutos, porque estoy muy ocupado y sabía que otros también lo están. Y, finalmente, escribí esto para que la dieta Keto no se convierta en otro proyecto de moda nutricional en tu vida. Eso se arraiga y crece como una parte propia de tu estilo de vida, se sostiene y te brinda muchas recompensas y beneficios a lo largo del camino.

Lo que comes es muy importante. No necesitas un susto de salud para decirte lo importante que es; ya lo sabes

Entonces, comamos las cosas buenas que tu cuerpo puede usar como una forma diferente de energía. ¡Una que te devolverá mucho cada día de tu vida!

Si has tomado 1 cosa útil de valor o aprendiste algo que pensaste que era agradable y útil, ¿podrías ayudar a un amigo y dejar un comentario aquí para Amazon?

Deja un comentario aquí

Si eres del Reino Unido, aquí está

¡Es totalmente bueno que compartas con la gente sobre el libro y esto ayudará a más personas a saber lo que y7a sabes también!

¡Muchas gracias!

Apéndice

Lista de Compras para Cada Plan de Comidas

¡Aquí hay una lista de compras para ti! Se divide en listas de dos semanas, de modo que solo tienes que comprar en semanas alternas. También obtienes listas de compras para ambos planes de comidas. Comprar en grandes cantidades te ahorra tiempo y dinero, así que hazlo siempre que puedas.

Antes de comenzar con las listas, querrás llenar tu despensa con ingredientes aprobados para el Ceto. ¡Éstos forman la base para casi cada receta! Cada dos semanas, revisarás la siguiente lista y te asegurarás de que tengas suficiente. De lo contrario, agrega el artículo reabastecido a la lista de la compra:

Reabastece la Alacena Cada Dos Semanas con lo Siguiente:

Café negro

Leche de coco (latas)

Contenedor de caldo de pollo

Contenedor de aceite de coco

Contenedor de cacao en polvo

Contenedor de leche de almendras

Stevia

Salsa de pescado vietnamita

Harina de almendra

Extracto de vainilla

Botella de jugo de limón

Contenedor de mantequilla de almendras

Contenedor de Mayonesa

Contenedor de Mostaza Dijon

Envases de aceite de oliva (¡compra varios!)

Envases de crema pesada (¡comprar varios!)

Hojuelas de coco

Sal y pimienta

Pimentón y pimentón ahumado

Canela

Comino molido

Pimienta de Cayena (seca)

Polvo de chile

Hierbas italianas

Orégano

Tomillo

Nuez moscada

Jengibre

Pimienta de Jamaica

Cúrcuma

Mezcla de especias

Polvo de ajo

Cebolla en polvo

Semillas de hinojo

Cilantro molido

Nueces picadas

Almendras

Nueces

Nueces de la India

Semillas de lino molidas

Semillas de calabaza

semillas de sésamo

Semillas de girasol

Semillas de cáñamo

Semillas de chía

Plan de comidas básico lista de la compra:

Primeras 2 Semanas:

Frutas y Hierbas Frescas:

7 aguacates

5 pimientos verdes

2 pimientos rojos

3 limas

6 limones

3 racimos de apio

Contenedor de tomates cherry

6 tomates

36 judías verdes

Paquete de setas shiitake

Paquete de setas cremini

3 cebollas rojas

6 cebollas amarillas

2 rábanos

2 pepinos

2 cabezas de lechuga romana

2 cabezas de lechuga iceberg

2 cabezas de col rizada

1 racimo de rúcula

Cilantro fresco, perejil, albahaca y eneldo

4 jalapeños

2 bonetes escoceses

1 manojo de cebollas verdes

1 paquete de brotes de soja

1 zanahoria pequeña

Espinacas frescas

Dientes de ajo

1 puerro

10 espárragos de lanzas

2 calabacines

1 cabeza de brócoli

3 cabezas de coliflor

Frasco de corazones de alcachofa

Frasco de aceitunas verdes

Tomates secados en tarro

Pequeño paquete de frambuesas

Carne y Mariscos:

1 libra de bistec

1 libra de carne de cerdo molida

8 libras de carne molida

1 libra de cordero molido

2 chuletas de cordero de 6 oz

2 filetes de salmón de 4 onzas

2 paquetes de tocino

6 camarones

4 filetes de bacalao de 3 onzas

2 trozos de halibut de 4 onzas

1 filete de 8 oz de atún

1 pollo entero

8 pechugas grandes de pollo

3 libras de muslos de pollo deshuesados

4 chuletas de cerdo

Paquete de Prosciutto

2 onzas de salami

Huevos y Lácteos:

3 cartones de una docena de huevos

3 paquetes de mantequilla

Paquete de gruyere

Paquete de queso parmesano rallado

Paquete de queso cheddar rallado

Paquete de queso crema

Envase de yogur griego simple

6 oz de queso de cabra

Otros:

2 latas de 14.5 onzas de tomates triturados

Frasco de salsa

Frascos de eneldo

Paquete de fresas congeladas

Paquete de frambuesas congeladas

Envase de aceite de aguacate

Botella de aceite de sésamo

Aceite MCT

Vinagre de vino blanco

1 barra de chocolate negro sin azúcar

Pasta de curry tailandés rojo / amarillo / verde

Botella de vino blanco

Segundas 2 Semanas:

Frutas y Hierbas Frescas:

9 aguacates

3 pimientos verdes

1 pimiento rojo

2 limones

7 limas

Contenedor de tomates cherry

5 tomates regulares

Dientes de ajo

3 cebollas rojas

5 cebollas amarillas

1 manojo de cebollas verdes

24 judías verdes

1 jalapeño

2 bonetes escoceses

8 chiles tailandeses rojos

Albahaca fresca, eneldo, cilantro y perejil

Paquete de setas blancas

Paquete de setas cremini

3 tallos de espárragos

5 calabacines

1 pepino

1 zanahoria

2 racimos de apio

Racimo de rúcula

1 cabeza de lechuga iceberg

2 cabezas de col rizada

1 cabeza de lechuga romana

1 puerro

2 cabezas de brócoli

3 cabezas de coliflor

Paquete pequeño de frambuesas

Carne y Mariscos:

4 libras de bistec flanco

1 de libra Filete de falda

1 libra de carne molida

2 libras de salmón ahumado

½ libra de Jamón

1 taza de carne de cerdo molida

Paquete grande de tocino

1 oz de jamón

2 piezas de 6 oz de bacalao

4 filetes de 3 oz halibut

Filete de 3 onzas de lubina

½ libra de pescado blanco

9 vieiras

¼ libra de camarones

¼ libra de carne de cangrejo

4 muslos de pollo, con hueso y piel

13 pechugas grandes de pollo, deshuesadas, sin piel

Huevos y Lácteos:

4 cartones de una docena de huevos

4 paquetes de mantequilla

Gruyere

Bloque de queso crema

Paquete de mozzarella rallado

Paquete de queso cheddar rallado

Paquete de queso parmesano rallado

Paquete de queso Monterrey Jack rallado

2 libras de queso de cabra

Otros:

Botella de vino blanco

Botella de vino tinto

Paquete de fresas congeladas

Paquete de frambuesas congeladas

Botella de aceite de aguacate

Botella de aceite de sésamo

Vinagre de vino blanco

Pasta de curry rojo / amarillo / verde

Contenedor de Caldo de Res

1 lata de 14.5 oz de tomates cortados en cubitos

2 latas de 14.5 oz de tomates triturados

Botella de salsa inglesa

Frasco de pasta tahini

Frasco de salsa

Salsa de soja

Mantequilla de cocoa

Botella de salsa picante o sriracha.

Lista de Compras para Comidas Rápidas de 30 Minutos

Primeras 2 Semanas:

Frutas y Hierbas Frescas:

7 aguacates

Paquete de tomates cherry

7 tomates regulares

2 cebollas rojas

4 cebollas amarillas

4 pimientos verdes

2 pimientos rojos

2 rábanos

6 limones

3 limas

3 jalapeños

4 chiles rojos tailandeses

Dientes de ajo

2 racimos de cebollas verdes

Paquete de setas blancas

2 paquetes de setas cremini

Paquete de setas shiitake

1 paquete de brotes de soja

Albahaca fresca, eneldo, cilantro y perejil

Paquete de frambuesas frescas

10 judías verdes

2 calabacines

2 pepinos

1 zanahoria

2 racimos de apio

3 cabezas de lechuga romana

1 cabeza de lechuga iceberg

3 racimos de col rizada

1 racimo de rúcula

3 cabezas de Brócoli

2 cabezas de coliflor

Carne y Mariscos:

2 libras de carne molida

1 libra de carne de cerdo molida

1 libra de cordero molido

1 libra de bistec

1 libra de falda de Filete

1 libra de Filete de flanco

2 chuletas de cordero de 6 oz

4 oz de salmón ahumado

4 filetes de bacalao de 4 onzas

4 piezas de 4 oz de mero

2 piezas de salmón de 4 oz

1 de filete de atún de 8 oz

6 camarones

6 rebanadas de tocino

6 onzas de Prosciutto

2 oz de salami

6 pechugas de pollo grandes, sin piel y huesos

Huevos y Lácteos:

2 cartones de une docena de huevos

5 paquetes de mantequilla

Paquete de mozzarella rallado

Paquete de queso parmesano rallado

2 paquetes de queso crema en bloque

Envase de yogur griego

Otros:

Paquete de fresas congeladas

2 paquetes de frambuesas congeladas

Frasco de tomates secos

Frasco de aceitunas verdes

Frascos de corazones de alcachofa

Contenedor de Pasta de tahini

Botella de aceite de sésamo

Mantequilla de cocoa

Botella de salsa de pescado

Cacao en polvo

Salsa de soja

Segundas 2 Semanas:

Frutas y Hierbas Frescas:

7 aguacates

Paquete de tomates cherry

7 tomates regulares

2 cebollas rojas

4 cebollas amarillas

4 pimientos verdes

2 pimientos rojos

2 rábanos

6 limones

3 limas

3 jalapeños

4 chiles rojos tailandeses

Dientes de ajo

2 racimos de cebollas verdes

Paquete de setas blancas

2 paquetes de setas cremini

Paquete de setas shiitake

1 paquete de brotes de soja

Albahaca fresca, eneldo, cilantro y perejil

Paquete de frambuesas frescas

30 judías verdes

2 calabacines

2 pepinos

1 zanahoria

2 racimos de apio

3 cabezas de lechuga romana

1 cabeza de lechuga iceberg

3 racimos de col rizada

1 racimo de rúcula

3 cabezas de brócoli

2 cabezas de coliflor

Carne y Mariscos:

2 libras de carne molida

1 libra de carne de cerdo molida

1 libra de cordero molido

1 libra de bistec

1 libra de Filete de falda

1 libra de Filete de flanco

2 chuletas de cordero de 6 oz

4 oz de salmón ahumado

4 filetes de bacalao de 4 onzas

4 piezas de mero de 4 oz

2 piezas de salmón de 4 oz

1 filete de atún de 8 oz

6 camarones

6 rebanadas de tocino

6 onzas de Prosciutto

2 oz de salami

6 pechugas de pollo grandes, sin piel y huevo

Piel de cerdo

Huevos y Lácteos:

3 cartones de una docena de huevos

5 paquetes de mantequilla

Paquete de mozzarella rallado

Paquete de queso parmesano rallado

2 paquetes de queso crema en bloque

Envase de yogur griego

½ libra de queso de cabra

Otros:

Paquete de fresas congeladas

2 paquetes de frambuesas congeladas

Frasco de tomates secos

Frasco de aceitunas verdes

Frascos de corazones de alcachofa

Contenedor de Pasta de tahini

Botella de aceite de sésamo

Mantequilla de cocoa

Botella de salsa de pescado

Cacao en polvo

Salsa de soja

Índice de Recetas

Desayuno

Sopas y ensaladas

Ensalada de Vieiras y Hongos con Vinagreta de Queso de Cabra

Ensalada de Huevo

Ensalada de Pollo

Ensalada de Col Rizada

Ensalada de Calabacín Caliente y Queso de Cabra

Aderezo de Diosa Verde

Aderezo Tailandés de Coco

Aderezo de Nueces Asiático

Aderezo de Cilantro y Lima

Vinagreta de Tomillo y Limón

Ensalada de Chuletas de Cerdo

Ensalada de Aguacate y Pollo

Ensalada Asiática

Ensalada de Salmón, Limón y Tomillo

Ensalada de Pescado Halibut Estilo Baja

Carne y Ensalada de Aguacate

Carne de cerdo y aves de corral

Muslos de Pollo

Pollo Tailandés con Coco y Curry Rojo

Pollo con Mantequilla India y Coliflor Asada

Pasta de Pollo, Aguacate y Pesto

Kebab de Pollo

Wrap de Col Rizada y Pollo

Pechugas de Pollo Rellenas de Queso de Cabra

Ternera y cordero

Tomates Rellenos De Carne

Hamburguesa Griega de Cordero

Chuletas de Cordero con Salsa de Mostaza y Mantequilla

Res y Brócoli Chino Ceto

Tazón de Carne de Fajitas

Wraps de Lechuga con Carne de Fajitas

Hamburguesas de Cordero Envueltas en Lechuga

Copas de Taco de Carne y Aguacate

Albóndigas Rellenas de Queso

Hamburguesas Rellenas de Queso

Res Vindaloo

Estofado de Carne

Mariscos

Lubina con Jamón y Hierbas

Wraps de Lechuga con Bacalao De Coco Tailandés

Pepinos Rellenos de Cangrejo

Salmón con Beurre Blanc

Bacalao Relleno de Espinacas

Halibut con Costra de Parmesano

Cangrejo Relleno de Aguacate

Tacos de Pescado

Bruschetta de Bacalao

Postres y bebidas

Café Ceto a Prueba de Balas

Café a Prueba de Balas de Mantequilla de Almendras

Batido de Vainilla

Batido de Vaca de Fresa

Batido de Leche de Oro

Batido de Mantequilla de Almendras

Batido Pink Power

Pudín de Frambuesa y Chía

Dulce de Frambuesa y Chocolate

Paletas de Pudín de Chía y Fresa

Galletas de Mantequilla de Almendras

Aperitivos y Guarniciones

Espárragos Cubiertos con Mantequilla

Cebolla Caramelizada

Mayonesa de Curry

Tahini verde

Fondue

Frituras de Habas verdes

Galletas de Semillas y Guacamole

Apio y Mantequilla de Almendras

Nueces de la India Saladas

Pan de Semillas Nórdica

Bombas de Grasa de Mantequilla de Almendras

Bombas de Grasa Mediterráneas

Queso Brie Horneado

Mayonesa Picante

Made in the USA
Middletown, DE
01 December 2019